执业药师考试考点速记突破胜经系列丛书

总主编 吴正红 田 磊

# 执业药师考试考点速记突破胜经
# 中药学专业知识（一）

编著 田 磊

全国百佳图书出版单位
中国中医药出版社
·北京·

**图书在版编目（CIP）数据**

执业药师考试考点速记突破胜经.中药学专业知识（一）/
田磊编著.—北京：中国中医药出版社，2022.4
ISBN 978 - 7 - 5132 - 7473 - 9

Ⅰ.①执… Ⅱ.①田… Ⅲ.①中药学—资格考试—自学
参考资料 Ⅳ.① R192.8

中国版本图书馆 CIP 数据核字（2022）第 036428 号

---

**中国中医药出版社出版**

北京经济技术开发区科创十三街 31 号院二区 8 号楼
邮政编码　100176
传真　010-64405721
三河市同力彩印有限公司印刷
各地新华书店经销

开本 787×1092　1/32　印张 8.75　字数 202 千字
2022 年 4 月第 1 版　2022 年 4 月第 1 次印刷
书号　ISBN 978 - 7 - 5132 - 7473 - 9

定价　39.00 元
网址　www.cptcm.com

服 务 热 线　010-64405510
购 书 热 线　010-89535836
侵 权 打 假　010-64405753

微信服务号　zgzyycbs
微商城网址　https://kdt.im/LIdUGr
官 方 微 博　http://e.weibo.com/cptcm
天猫旗舰店网址　https://zgzyycbs.tmall.com

如有印装质量问题请与本社出版部联系（010-64405510）

# 前　言

国家执业药师资格考试具有专业性强、知识面广、系统性差、考点散、难点多的特点，让广大考生深感棘手。为满足广大考生的备考需求，编者在详细研读教材内容，深入领会考试大纲的基础上，依据《国家执业药师职业资格考试指南》（第八版）编写了《执业药师考试考点速记突破胜经系列丛书》。

该丛书包括《执业药师考试考点速记突破胜经·中药学专业知识（一）》《执业药师考试考点速记突破胜经·中药学专业知识（二）》《执业药师考试考点速记突破胜经·中药学综合知识与技能》《执业药师考试考点速记突破胜经·药学专业知识（一）》《执业药师考试考点速记突破胜经·药学专业知识（二）》《执业药师考试考点速记突破胜经·药学综合知识与技能》《执业药师考试考点速记突破胜经·药事管理与法规》七个分册，每册内容详尽，针对性强，有利于考生全面系统地掌握教材内容，深入理解重点、难点，为广大考生备考起到事半功倍之效。

本丛书的主要特点如下：

**1. 覆盖全面**

本丛书覆盖大纲规定的全部知识点，对重点、难点进行了系统归纳和总结，有利于考生全面系统地消化理解各专业知识，提高综合应试能力。

**2. 重点突出**

本丛书紧紧围绕考试大纲，对大纲要求了解、掌握、熟悉的知识点进行了全面而有层次的梳理，易记易学，有助于考生将考点了然于心。

**3. 结构清晰**

本丛书是编者对"考试大纲"和"考试教材"反复研读凝练而成的，凝聚了编者十余年的执业药师考前辅导经验，对考点进行了全面系统归纳，配以表格等形式展示重点和难点，简明直观地突出各章节知识点，帮助考生快捷掌握重要的和易混淆的内容，以强化和巩固考生对知识点的掌握。

编　者
2021 年 1 月

# 目 录

# 第一章　中药与药品质量标准

## 第一节　中药和中药临床应用

### 一、历代本草代表作

考点★★★　历代本草著作的学术价值

| 书名 | 作者 | 成书年代 | 学术价值 |
|------|------|----------|----------|
| 《神农本草经》 |  | 汉代 | 初步奠定中药学的理论基础；载药365种，以上、中、下三品分类；现存最早的药学专著 |
| 《本草经集注》 | 陶弘景 | 魏晋南北朝 | 载药730种；首创按药物自然属性分类法 |
| 《新修本草》 | 长孙无忌、李勣、苏敬等 | 唐代 | 载药850种，开创了图文对照法的先例；我国第一部官修药典性本草，并被今人誉为世界上第一部药典 |
| 《经史证类备急本草》 | 唐慎微 | 宋代 | 载药1746种，附方3000余，首图文对照，集宋以前本草之大成 |

续表

| 书名 | 作者 | 成书年代 | 学术价值 |
|------|------|----------|----------|
| 《本草纲目》 | 李时珍 | 明代 | 载药**1892**种，按自然属性分类，为当时最完备的分类系统，集我国16世纪以前药学成就之大成 |
| 《本草纲目拾遗》 | 赵学敏 | 清代 | 载药921种，其中新增716种，创古本草**增收新药之冠** |
| 《中华本草》 | | 当代 | 收载药物**8980**味，包含中药、藏药、蒙药、维药、傣药、苗药 |

## 二、中药性能与功效

### 考点1★　药性理论的内容

研究中药性能的理论叫药性理论，包括**四气、五味、升降浮沉、归经、有毒无毒**等。

### 考点2★　四气的内容及确定依据

四气，又称四性，即寒、热、温、凉四种药性。反映药物影响人体阴阳盛衰和寒热变化的作用特点。另外还有平性。这是从药物作用于人体所发生的反应概括而来，与所疗疾病的寒热性质相反。

**考点3 ★ 四气的效用**

寒凉性药物——清热、泻火、凉血、解热毒；有伤阳助寒之弊。

温热性药物——温里散寒、补火助阳、温经通络、回阳救逆；有伤阴助火之害。

**考点4 ★ 四气对临床用药的指导意义**

治热病投寒药，治寒病投热药。

据病证寒热程度差别选择相应的药物。

寒热错杂者，则寒热并用。

对于真寒假热或真热假寒者，当分别治以热药或寒药，甚者加药性相反的**反佐药**。

**考点5 ★ 五味的内容及确定依据**

五味，即指药物因功效不同而具有辛、甘、酸、苦、咸等味。药味确定，主以药效，参以口尝，是药物作用规律的高度概括。

**考点6 ★★★ 五味的效用**

**辛能行、散**，可发散、行气、活血。但辛味药多能耗气伤阴，气虚阴亏者慎用。

**甘能补、缓、和**，可补虚、和中、缓急、调和药性等。但甘味药大多能腻膈碍胃，令人中满，凡湿阻、食积、中满气滞者慎用。

**酸能收、涩**，可收敛固涩，生津、安蛔。但酸味药大多能收敛邪气，凡邪未尽之证均当慎用。

**苦能泄、燥、坚**。其中，能泄的含义有三：通泄、降泄、清泄。能燥即指苦能燥湿，能坚包括坚阴和坚厚肠胃，但苦味药多伤津、伐胃，津液大伤及脾胃虚弱者不宜大量用。

**咸能软、下**，可软坚散结、泻下通便。高血压动脉硬化者尤需注意使用咸味药。咸味药如芒硝可泻下通肠，脾虚便溏者需慎用。

**涩能收、敛**，同酸味。

**淡能渗、利**，可利水渗湿。淡常附于甘。淡味药过用，亦能伤津液，故阴虚津亏者慎用。

**芳香味**，其能散、能行、能开，有化湿、辟秽、开窍、醒脾等作用。能耗气伤津，故气虚津亏者慎用。

## 考点7 ★　升降浮沉的内容及确定依据

升降沉浮，即药物在人体中的作用趋向。药物的临床疗效是确定升降沉浮的主要依据。

根据药物的质地轻重，花、叶类质轻的药多主升浮，种子、果实及矿物、贝壳类质重的药多主沉降。

药物的性味，温升、凉降、热浮、寒沉。辛甘淡主升浮，酸苦咸主沉降。

有的药物具有升浮与沉降二向性，如胖大海、前胡。

## 考点8 ★★★　升浮性、沉降性所示效用

升浮类药上行向外，具有升阳发表、祛风散寒、涌吐、开窍等作用。

沉降类药下行向内，具有泻下、清热、利水渗湿、重镇安神、潜阳息风、消积导滞、降逆止呕、收敛固涩、止咳平喘等作用。

**考点 9 ★ 归经的理论基础**

归经,是药物作用的定位。归经的理论基础:藏象学说、经络学说。

**考点 10 ★ 归经的确定依据**

归经的确定依据:药物特性、药物疗效。

**考点 11 ★ 有毒无毒的内容及确定依据**

毒——狭义:药物的不良反应。
　　　广义:①药物的总称,"毒"即是药。②药物的偏性,即药物的治疗作用。
确定中药有毒无毒的依据:
1. 是否含有毒成分。
2. 整体是否有毒。
3. 用量是否适当。

**考点 12 ★ 引起中药不良反应的主要原因**

中药品种混乱、误服毒药、用量过大、炮制失度、剂型失宜、疗程过长、配伍不当、管理不善、辨证不准、个体差异、用药离经悖法等均可引起中药不良反应。

**考点 13 ★ 使用有毒药的注意事项**

1. 用量适当,宜小量渐增。
2. 采制严格,杜绝伪劣。
3. 用药合理,特殊人群忌用、慎用。
4. 防治过敏。

**考点 14 ★★★ 中药功效的分类**

可分为按中医辨证学分类和按中医治疗学分类。其中按中医治疗学分类见下表：

| 分类 | 定义 | 具体内容 | |
|------|------|------|------|
| **对因功效** | 指某些中药能针对病因起治疗作用 | 祛邪 | 祛风、散寒、除湿、清热、泻下、涌吐、解毒、杀虫等 |
| | | 扶正 | 补气、助阳、滋阴、养血等 |
| | | 调理脏腑或气血功效 | 疏肝、柔肝、宣肺、和中、理气、活血、安神、开窍、潜阳、息风等 |
| | | 消除病理产物 | 消食、利水、祛痰、化瘀、排石、排脓等 |
| 对症功效 | 指能缓解或消除疾病中出现的某些或某种症状 | 止痛、止血、止呕、止咳、平喘、止汗、涩肠止泻、涩精止遗等 | |
| 对病证功效 | 指某些中药对疟疾、赘疣、痹证等病证（疾病），具有明显优于他药的疗效 | 截疟、蚀疣、祛风湿、通鼻窍、利胆退黄、消痈排脓、驱杀绦虫等 | |

续表

| 分类 | 定义 | 具体内容 |
|------|------|----------|
| 对现代病证功效 | 指对现代医学所描述的病证有明显疗效 | 夏枯草降血压，决明子降血脂，天花粉降血糖，半枝莲抗肿瘤等 |

# 三、中药炮制

## 考点1★★★　中药炮制的目的

1. 降低或消除药物的毒性或副作用。
2. 改变或缓和药物的性能。
3. 增强药物疗效。
4. 便于调剂和制剂。
5. 提高中药净度，确保用药质量和剂量。

基本目的：减毒增效、便于使用。

## 考点2★★★　炮制常用辅料及作用

| 液体辅料 | 作用及药物共制 |
|----------|----------------|
| 酒 | 活血通络，祛风散寒，行药势，矫味矫臭。有助于有效成分的溶出而增加疗效 |
| 醋 | 引药入肝，理气，止血，行水，消肿，解毒，散瘀止痛，矫味矫臭。增加药物溶解度，提高疗效；杀菌防腐 |
| 盐水 | 强筋骨，软坚散结，清热，凉血，解毒，防腐，矫味。引药下行，缓和药物的性能，增强药物的疗效 |

续表

| 液体辅料 | 作用及药物共制 |
|---|---|
| 姜汁 | 发表，散寒，温中，止呕，开痰，解毒。能抑制药物寒性，增强疗效，降低毒性 |
| 蜂蜜 | 生能清热，熟能补中，解毒，润燥，缓急止痛，矫味矫臭，调和药性。与药物起协同作用，增强药物疗效或起解毒、缓和药物性能的作用 |
| 油 | 润燥通便，解毒生肌。使药物酥脆，利于粉碎和成分溶出，降低药物毒性和矫味矫臭 |

**液体辅料的用量：**

1. 酒炙时，每100kg药物，用黄酒10～20kg。

2. 醋炙时，每100kg药物，用米醋20～30kg，最多不超过50kg。

3. 盐炙时，每100kg药物，用食盐2kg。

4. 姜炙时，每100kg药物，用生姜10kg。若无生姜，可用干姜煎汁，用量为生姜的1/3。

5. 蜜炙时，熟蜜的用量视药物的性质而定。通常每100kg药物，用熟蜜25kg。

6. 油炙，羊脂油炙淫羊藿，每100kg药物，用羊脂油20kg。

| 固体辅料 | 作用及药物共制 |
|---|---|
| 麦麸 | 和中益脾。缓和药物的燥性，增强疗效，除去药物不良气味，使药物色泽均匀一致，吸附油质 |
| 河砂 | 使质地坚韧的药物质地酥脆，或使药物膨大鼓起，便于粉碎和利于有效成分的溶出，降低药物的毒副作用，去除非药用部位，矫味矫臭 |

续表

| 固体辅料 | 作用及药物共制 |
|---|---|
| 稻米 | 补中益气，健脾和胃，除烦渴，止泻痢。增强药物疗效，降低刺激性和毒性 |
| 土 | 温中和胃，止血，止呕，涩肠止泻。降低药物的刺激性，增强药物疗效 |
| 滑石粉 | 利尿，清热，解暑。使药物受热均匀 |
| 蛤粉 | 清热，利湿，化痰，软坚。除去药物的腥味，增强疗效 |

**固体辅料的用量：**

1. 麸炒时，每 100kg 药物，用麦麸 10 ～ 15kg。

2. 米炒时，每 100kg 药物，用米 20kg。

3. 土炒时，每 100kg 药物，用灶心土粉 25 ～ 30kg。

4. 砂炒时，砂的用量以能掩盖所加药物为度。

5. 蛤粉炒时，每 100kg 药物，用蛤粉 30 ～ 50kg。

6. 滑石粉炒时，每 100kg 药物，用滑石粉 40 ～ 50kg。

# 四、中药配伍和方剂

## 考点1★ 中药配伍的目的

1. 增强治疗效能。

2. 扩大治疗范围。

3. 适应复杂病情。

4. 减少不良反应。

**考点 2 ★★★　七情配伍的内容**

| 配伍 | 定义 | 举例 |
|------|------|------|
| 单行 | 应用单味药就能发挥预期治疗效果，不需其他药辅助 | 独参汤，单用人参一味补气固脱 |
| 相须 | 性能相类似的药物合用，可增强原有疗效 | 石膏配知母可增强清热泻火效果 |
| 相使 | 性能功效有某种共性的两药同用，一药为主，一药为辅，辅药能增强主药疗效 | 以补气利水的黄芪为主，配以利水健脾的茯苓为辅，茯苓能增强黄芪的补气利水效果 |
| 相畏 | 一种药物的毒烈之性，能被另一种药物减轻或消除 | 生半夏的毒性能被生姜减轻或消除，故半夏畏生姜 |
| 相杀 | 一种药物能减轻或消除另一种药物的毒烈之性 | 生姜能减轻或消除生半夏的毒性，故生姜杀半夏 |
| 相恶 | 两药合用，一药物能使另一种药物原有功效降低，甚至丧失 | 人参恶莱菔子，莱菔子能削弱人参的补气作用 |
| 相反 | 两种药物合用，能产生或增强毒害反应 | 乌头反半夏、甘草反甘遂 |

**相须、相使**表示**增效**；**相畏、相杀**表示**减毒**。

**相恶**表示**减效**；**相反**表示**增毒**，原则上应绝对禁止。

**考点 3 ★★★　方剂组成原则**

**1. 君药**　对处方的**主证**或**主病**起主要治疗作用的药物。**药力最大**，是方剂组成中不可缺少的药物。用量一般也最大。

**2. 臣药**　一是**辅助君药**加强治疗主病和主证的药物；二是**针对兼病或兼证**起治疗作用的药物。药力小于君药。

**3. 佐药**　一为**佐助药**，即协助君、臣药加强治疗作用，或**直接治疗次要兼证**的药物；二为**佐制药**，即用以消除或减缓君、臣药的毒性或烈性的药物；三为**反佐药**，即根据病情需要，使用与君药药性**相反**而又能在治疗中起相成作用的药物。

**4. 使药**　一是**引经药**，即引方中诸药直达病所的药物；二是**调和药**，即调和诸药的作用，使其合力祛邪。使药的药力小于臣药，用量亦轻。

### 考点4★　方剂组成变化

方剂的组成变化：药味加减变化、药量加减变化、剂型更换变化。

## 五、中药化学成分

### 考点1★★★　中药化学成分的提取方法

| 提取方法 | 特点 |
| --- | --- |
| 浸渍法 | 常温或温热（60～80℃），适用于有效成分遇热不稳定的或含大量淀粉、树胶、果胶、黏液质的中药的提取。当水为溶剂时，其提取液易于发霉变质。本法出膏率低 |
| 渗漉法 | 消耗溶剂量大，费时长，操作比较麻烦 |
| 煎煮法 | 提取溶剂只能用水，操作简便，但含挥发性成分或有效成分遇热易分解的中药材不宜用此法 |
| 回流提取法 | 用易挥发的有机溶剂加热回流，适用于提取对热稳定的成分。但溶剂消耗量大，操作麻烦 |
| 连续回流提取法 | 较回流提取法节省提取溶剂且操作容易，但耗时较长。实验室常使用索氏提取器 |

续表

| 提取方法 | 特点 |
| --- | --- |
| 水蒸气蒸馏法 | 适用于具有挥发性的、能随水蒸气蒸馏而不被破坏，且难溶或不溶于水的化学成分的提取 |
| 升华法 | 适用于具有升华性质的成分，如樟木中的樟脑、茶叶中的咖啡因 |
| 超声提取法 | 不会改变有效成分的化学结构，并可缩短提取时间，提高提取效率，为常用方法之一 |
| 超临界流体萃取法 | 适用于对热不稳定物质，以及极性和分子量较大物质的萃取（超临界流体最常用 $CO_2$）。优点多，但设备造价高，清洗困难 |

## 考点 2 ★★★　中药化学成分的分离方法

| 分离方法 | 分离依据 |
| --- | --- |
| 利用温度不同引起溶解度的改变进行分离（结晶及重结晶） | 溶解度差别 |
| 利用两种以上不同溶剂的极性和溶解性差异分离（水/醇法、醇/水法、醇/醚法、醇/丙酮法） | |
| 利用酸碱性分离（酸提碱沉法、碱提酸沉法） | |
| 利用沉淀试剂分离 | |
| 液－液萃取与纸色谱法、pH萃取法、分配柱色谱法（液－液分配柱色谱） | 分配比差别 |

续表

| 分离方法 | | 分离依据 | |
|---|---|---|---|
| 吸附柱色谱法 | 硅胶吸附色谱法、氧化铝吸附色谱法；活性炭吸附色谱法 | 无选择性物理吸附 | 吸附性差别 |
| | 聚酰胺吸附色谱法 | 氢键吸附 | |
| | 大孔吸附树脂法 | 选择性吸附和分子筛 | |
| 凝胶色谱法（凝胶过滤法）、膜分离法 | | 分子大小差别 | |
| 离子色谱法 | | 解离程度不同 | |
| 分馏法 | | 沸点差别 | |

1.判断**结晶纯度**方法：①**结晶形态和色泽**。②**熔点和熔距**。③色谱法。④高效液相色谱法。⑤其他方法：质谱和核磁共振。

2.硅胶、氧化铝均为极性吸附剂，**活性炭**是**非极性**吸附剂。

3.溶剂的极性排列：**水 > 甲醇 > 乙醇 > 乙酸乙酯 > 三氯甲烷>乙醚（无水）> 苯 > 己烷**

**考点3★★ 中药化学成分的结构鉴定方法**

| 鉴定方法 | 应用 |
|---|---|
| 高分辨质谱（HR–MS） | 确定化合物的精确分子组成 |
| 质谱（MS） | 确定分子量及求算分子式和提供其他结构信息 |
| 红外光谱（IR）（4000～400cm⁻¹） | 区别芳环的取代方式、构型及构象，鉴别特征官能团 |

续表

| 鉴定方法 | | 应用 |
|---|---|---|
| 紫外-可见吸收光谱（200～800nm） | | 推断化合物的骨架类型，测定化合物的精细结构 |
| 核磁共振谱 | 氢核磁共振（¹H-NMR） | 提供分子中质子的类型、数目及相邻原子或原子团的信息 |
| | 碳核磁共振（¹³C-NMR） | |

# 六、中药剂型

## 考点1★　中药制剂的剂型分类

| 分类方式 | 剂型分类 |
|---|---|
| 按物态分类 | 液体剂型、固体剂型、半固体剂型、气体剂型 |
| 按分散状态分类 | 真溶液型药物剂型、胶体溶液型药物剂型、乳浊液型药物剂型、混悬液型药物剂型 |
| 按制法分类 | 浸出药剂、无菌制剂 |
| 按给药途径与方法分类 | 经口服给药、经直肠给药、经注射给药、呼吸道给药、经皮肤给药、经黏膜给药的剂型 |

## 考点2★★　剂型选择的原则

剂型选择的原则：①满足药物性质的需要。②满足临床治疗疾病的需要。③满足服用、携带、生产、运输和贮藏的方便性（"五方便"）。

## 考点3★★　不同给药方式的药物起效速率

起效快慢顺序：静脉注射＞吸入给药＞肌内注射＞

皮下注射 > 直肠或舌下给药 > 口服液体制剂 > 口服固体制剂 > 皮肤给药。

# 七、中药体内过程及中药药理毒理

## 考点1★★　中药体内过程及其影响因素

药物的体内过程包括吸收、分布、代谢和排泄等。

**1. 吸收**　指药物从用药部位进入体循环的过程。

**吸收部位：**

口服药物的吸收部位主要是胃肠道。

非口服给药的药物吸收部位包括肌肉组织、口腔、皮肤、直肠、肺、鼻腔和眼部等。

**影响药物口服给药吸收的主要因素：**

| 生理因素 | 胃肠液的成分和性质 | 胃肠液的 pH，胃肠液中含有的胆盐、酶类及蛋白质等物质 |
| --- | --- | --- |
| | 胃排空速率 | 小肠是大多数药物吸收的主要部位，胃排空速率快，有利于多数药物吸收 |
| | 其他 | 消化道吸收部位血液或淋巴循环的途径及其流量大小、胃肠本身的运动以及食物类型等 |
| 药物因素 | 药物的脂溶性和解离度 | 弱酸性药物在胃液中、弱碱性药物在小肠中未解离型药物量增加，吸收也增加，反之则减少 |
| | 药物的溶出速度 | 对于难溶性固体药物，药物的溶出速度可能是吸收的限速过程，减小药物粒径、采用药物的亚稳定型晶型、制成盐类或固体分散体等方法，加快药物的溶出，可促进药物的吸收 |

续表

| 剂型因素 | 固体制剂的崩解与溶出 | 口服药物溶出后，以分子形式分散在胃肠液中与生物膜接触才能产生吸收 |
|---|---|---|
| | 剂型 | 口服制剂药物吸收速度快慢顺序：溶液剂 > 混悬剂 > 胶囊剂 > 片剂 > 包衣片 |
| | 制剂处方及其制备工艺 | 与主药和辅料的理化性质及其相互作用等有关，也与制备工艺有关 |

**2. 分布**　指药物吸收后，由循环系统运送至体内各脏器组织的过程。

**影响药物分布的因素：**

（1）药物与血浆蛋白结合的能力。

（2）血液循环和血管透过性。

（3）药物与组织的亲和力。

（4）血 – 脑屏障与血 – 胎屏障。

**3. 代谢**　指药物在体内发生化学结构改变的过程。

药物代谢的主要部位在**肝脏**，但也发生在血浆、胃肠道、肠黏膜、肺、皮肤、肾、脑和其他部位。

**影响药物代谢的因素：**

（1）给药途径：某些经胃肠道吸收的药物可能在吸收部位和肝脏代谢，或经胆汁排泄使进入体循环的原形药物减少的现象称为**首过效应**。

（2）给药剂量与体内酶的作用。

（3）生理因素。

**4. 排泄**　指体内的药物及其代谢产物从各种途径排出体外的过程。药物及其代谢产物主要经肾排泄，其次是胆汁排泄，也可由乳汁、唾液、汗腺等途径排泄。

药物的血浆蛋白结合率，以及药物与血浆蛋白的竞争性结合等可影响药物的肾排泄。与血浆蛋白结合的药物不被肾小球滤过。血浆蛋白结合率不影响药物的肾小管分泌。

胆汁中排泄的药物或药物代谢物，在小肠中重新吸收进入肝门静脉的现象称为**肠肝循环**。肠肝循环的药物作用时间长。

**考点2★★★　药物动力学常用术语与参数**

**1.隔室模型**　药物动力学研究常用"**隔室模型**"模拟**机体系统**，根据药物在体内分布速度的差异，将机体划分为若干隔室或房室。最简单的是"**单室模型**"，较复杂的有"**双室模型**"和"**多室模型**"。

**2.生物半衰期**（$t_{1/2}$）　体内药量或血药浓度消除一半所需要的时间。生物半衰期是衡量一种药物从体内消除速度的参数。

**3.表观分布容积**（$V$）　表观分布容积是体内药量与血药浓度间关系的一个比例常数，用$V$表示。表观分布容积没有直接的生理意义，所表达的表观意义为若药物按血药浓度在体内均匀分布时所需体液的容积。对于一个药物来说，表观分布容积是个**确定的值**。

**4.体内总清除率**（**TBCL**）**或清除率**（$Cl$）　指单位时间内从机体或器官能清除掉相当于多少体积的体液中的药物。清除率的单位为体积·时间$^{-1}$。

**5.生物利用度**　指药物吸收进入血液循环的程度与速度。包括两方面：生物利用程度与生物利用速度。

**生物利用程度**（**EBA**）：即药物进入血液循环的多少。

**生物利用速度**（**RBA**）：即药物进入体循环的快慢。

常用血药浓度达到峰浓度（$C_{max}$）的时间（$t_{max}$）比较制剂中药物吸收的快慢。

**生物利用度的评价指标**：制剂的生物利用度应该用

$C_{max}$、$t_{max}$ 和 AUC 三个指标全面评价。

**6. 生物等效性** 指含有相同活性物质的两种药品药剂学等效或药剂学可替代，并且它们在相同摩尔剂量下给药后，生物利用度（速度和程度）落在预定的可接受限度内，即两种制剂具有相似的安全性和有效性。对药物动力学主要参数（如 AUC、$C_{max}$）进行统计分析，可作出生物等效性评价。

### 考点3 ★ 中药药理作用的特点

1. 中药药理作用与功效的一致性与差异性。
2. 中药药理作用的多样性。
3. 中药药理作用的双向性。
4. 中药量效关系的复杂性。

## 第二节 中药药品标准

### 考点1 ★★ 药品标准组成

国务院药品监督管理部门颁布的《中国药典》和药品标准为**国家药品标准**。

目前我国中药药品标准主要包括国家标准、地方（省、自治区、直辖市）标准和企业标准。

《中国药典》主要收载我国临床常用、疗效肯定、质量稳定（工艺成熟）、质控标准较完善的品种。其他不能满足上述条件（包括上市时间较短）或有特殊情况的品种均收载于局颁或部颁标准。

药品注册标准应当符合《中国药典》通用技术要求，不得低于《中国药典》的规定。

**考点 2 ★★ 《中国药典》的构成**

《中国药典》由凡例、正文、通则构成。凡例是正确使用《中国药典》进行药品质量检定的基本原则，是对《中国药典》正文、通则及与质量检定有关的共性问题的统一规定。

**"精密称定"**系指称取重量应准确至所取重量的千分之一；**"称定"**系指称取重量应准确至所取重量的百分之一。

精确度可根据数值的有效数位来确定，例如：

| 称取 | 称取重量可为 | 误差值 |
|---|---|---|
| 0.1g | 0.06 ～ 0.14g | ±0.04g |
| 2g | 1.5 ～ 2.5g | ±0.5g |
| 2.0g | 1.95 ～ 2.05g | ±0.05g |
| 2.00g | 1.995 ～ 2.005g | ±0.005g |

**恒重**，指供试品**连续两次**干燥或炽灼后称重的差异在 **0.3mg** 以下的重量；干燥至恒重的第二次及以后各次称重均应在规定条件下继续干燥 **1 小时**后进行；炽灼至恒重的第二次称重应在继续炽灼 **30 分钟**后进行。

试验温度，未注明者，在室温下进行；温度对实验结果有显著影响者，应以 25° C±2° C 为准。

**考点 3 ★ 中药基原鉴定步骤**

以原植物鉴定为例：

1. 观察植物形态。
2. 核对文献。
3. 核对标本。

## 考点4 ★★★　中药性状鉴别内容

| | 药材 |
|---|---|
| 形状 | "狮子头"——党参；"蚯蚓头"——防风；<br>"马头蛇尾瓦楞身"——海马 |
| 色泽 | 黄芩由黄变绿后质量降低；丹参色红、紫草色紫、玄参色黑、黄连以断面红黄色者为佳 |
| 断面 | "车轮纹"——防己、青风藤<br>"朱砂点"——茅苍术<br>"菊花心"——黄芪、甘草、白芍<br>"星点"（髓部异型维管束）——大黄<br>"罗盘纹"（同心环型异型维管束）——商陆<br>"云锦状花纹"（皮部异型维管束）——何首乌<br>"筋脉点"（同心环点状异型维管束）——牛膝与川牛膝 |
| 气 | 强烈的蒜样臭气——阿魏<br>特异芳香气——檀香、麝香 |
| 味 | 乌梅、木瓜、山楂含有机酸以味酸为好；海藻含钾盐而味咸；地榆、五倍子含鞣质而味涩 |
| 水试 | 西红花——水液染成金黄色，药材不变色<br>秦皮——水浸出液在日光下显碧蓝色荧光<br>苏木——投热水中，水显鲜艳的桃红色<br>葶苈子、车前子——加水浸泡，种子变黏滑，且体积膨胀<br>小通草——遇水表面显黏性<br>熊胆粉——投入清水杯中，即在水面旋转并呈黄色线状下沉而短时间内不扩散 |
| 火试 | 降香——点燃则香气浓烈，有油状物流出，灰烬白色<br>海金沙——火烧有爆鸣声且有闪光<br>青黛——火烧产生紫红色烟雾 |

续表

| 饮片 | |
|---|---|
| 规格 | 片：极薄片 0.5mm 以下，薄片 1～2mm，厚片 2～4mm；段：短段 5～10mm，长段 10～15mm；块：8～12mm 的方块；丝：细丝 2～3mm，宽丝 5～10mm |
| 表面 | 麦冬饮片——小木心<br>莪术饮片——散在的筋脉点<br>人参、三七、西洋参饮片——树脂道<br>黄芪、板蓝根、桔梗饮片——"金井玉栏"<br>紫萁贯众饮片——叶柄基中柱"U"字形<br>鸡血藤饮片皮部——树脂样红棕色分泌物<br>狗脊、绵马贯众的饮片——叶柄基部分体中柱环列 |
| 色泽 | 天花粉饮片切面白色、黄柏饮片切面鲜黄色、玄参饮片切面黑色、麻黄饮片切面有朱砂心、槟榔饮片切面具大理石样花纹；槟榔、芍药软化切制后，如曝晒鞣质氧化会泛红 |
| 断面 | 饮片常现层状裂隙，可层层剥离——苦楝皮、黄柏的饮片<br>含硬橡胶的饮片折断时有白色胶丝——杜仲饮片 |

## 考点 5 ★★★　中药显微鉴定内容

显微鉴定主要包括组织鉴定和粉末鉴定。

**组织鉴定**适合于完整的药材或粉末特征相似的同属药材的鉴别；**粉末鉴定**适合于破碎、粉末状药材或中成药的鉴别。

**显微制片方法**：横切或纵切片；解离组织片；表面制片；粉末制片；花粉粒与孢子制片；磨片制片；含饮片粉末的中成药显微制片。

| 显微鉴定 | | 鉴定方法 |
|---|---|---|
| 细胞内含物鉴定 | 淀粉粒 | 加碘试液，显蓝色或紫色 |
| | 糊粉粒 | 加碘试液，显棕色或黄棕色 |
| | | 加硝酸汞试液显砖红色 |
| | 脂肪油、挥发油或树脂 | 加苏丹Ⅲ试液呈橘红色、红色或紫红色 |
| | | 加 90% 乙醇，脂肪油不溶解，挥发油则溶解 |
| | 菊糖 | 加 10%α- 萘酚乙醇溶液，再加硫酸，呈紫红色并很快溶解 |
| | 黏液 | 加钌红试液，显红色 |
| | 草酸钙结晶 | 加稀醋酸不溶解，加稀盐酸溶解而无气泡产生；加硫酸溶液（1→2），逐渐溶解，片刻后析出针状硫酸钙结晶 |
| | 碳酸钙结晶（钟乳体） | 加稀盐酸溶解，同时有气泡产生 |
| | 硅质 | 加硫酸不溶解 |
| 细胞壁性质检查 | 木质化细胞壁 | 加间苯三酚试液 1～2 滴，稍放置，加盐酸 1 滴，因木化程度不同，显红色或紫红色 |
| | 木栓化或角质化细胞壁 | 加苏丹Ⅲ试液，稍放置或微热，呈橘红色至红色 |
| | 纤维素细胞壁 | 加氯化锌碘试液或先加碘试液润湿后，稍放置，再加硫酸溶液（33→50）显蓝色或紫色 |
| | 硅质化细胞壁 | 加硫酸无变化 |

**考点 6 ★★★　中药理化鉴定内容**

**1.物理常数**　蜂蜜的相对密度在 1.349 以上，薄荷油为 0.888 ～ 0.908；冰片（合成龙脑）的熔点为 205 ～ 210℃；肉桂油的折光率为 1.602 ～ 1.614 等。天竺黄规定检查体积比，即取天竺黄粉末（过 4 号筛）10g，轻轻装入量筒内，其体积不得少于 35mL。

**2.膨胀度测定**　主要用于含黏液质、胶质和半纤维素类的天然药品。**车前子膨胀度不低于 4.0；哈蟆油膨胀度不低于 55；葶苈子膨胀度：南葶苈子不低于 3，北葶苈子不低于 12。**

**3.显色反应**　马钱子——加 1% 钒酸铵的硫酸溶液，显紫色（番木鳖碱）；加发烟硝酸，显橙红色（马钱子碱）。甘草粉末——加 80% 硫酸，显橙黄色（甘草甜素）。

**4.微量升华**　大黄粉末升华物有黄色针状（低温时）、枝状和羽状（高温时）结晶；薄荷的升华物为无色针簇状结晶（薄荷脑）；牡丹皮、徐长卿根的升华物为长柱状或针状、羽状结晶（丹皮酚）；斑蝥的升华物（在 30 ～ 140℃）为白色柱状或小片状结晶（斑蝥素）。

**5.显微化学反应**　黄连滴加 30% 硝酸，可见针状小檗碱硝酸盐结晶析出；肉桂粉末加三氯甲烷 2 ～ 3 滴，略浸渍，速加 2% 盐酸苯肼 1 滴，可见黄色针状或杆状结晶（桂皮醛反应）。

**6.荧光分析**　荧光法鉴别，紫外光波长为 365nm，短波为 254 ～ 265nm。国产沉香粉末——部分显海蓝色，部分显灰绿色荧光；进口沉香粉末——部分显竹篁绿色，部分显枯绿色荧光。常山（含伞形花内酯）新鲜切片——亮绿色荧光。浙贝母粉末——亮淡绿色荧光。秦皮的水浸出液——碧蓝色荧光。芦荟水溶液与硼砂共热（芦荟素反应）——黄绿色荧光。枳壳乙醇浸出液——淡蓝色荧光。

黄连折断面（含小檗碱）——金黄色荧光。

**7. 光谱和色谱鉴别** 常用的有紫外－可见分光光度法、红外分光光度法、薄层色谱法、高效液相色谱法、气相色谱法等。

## 考点7 ★ 其他鉴定方法和技术

**1. DNA 分子遗传标记技术** 《中国药典》将聚合酶链反应－限制性内切酶长度多态性方法，用于川贝母、乌梢蛇、蕲蛇的鉴别。

**2. 中药指纹图谱鉴定技术** 《中国药典》将指纹图谱技术用于薄荷素油、丹参酮提取物、三七通舒胶囊、天舒胶囊等的鉴别，将特征图谱技术用于羌活、沉香、人参总皂苷、连翘提取物、心脑健片、枣仁安神胶囊等的鉴定。

## 考点8 ★★ 中药内源性有毒、有害物质及检测

肾毒性成分**马兜铃酸**，主要存在于马兜铃科马兜铃属的关木通、广防己、青木香、马兜铃、天仙藤、朱砂莲等药材中。肝毒性成分**吡咯里西啶生物碱**，主要存在于千里光、佩兰等药材中。有些成分具双重作用，即在一定剂量内能产生药效，而配伍不当或服用过量时可产生不同程度的毒副作用，如**乌头碱、苦杏仁苷、士的宁、斑蝥素**等，朱砂、雄黄、信石等药材中所含的成分。

《中国药典》对毒性成分的测定多采用**高效液相色谱法**，如制川乌、制草乌、附子中的双酯型生物碱，马钱子中的士的宁，斑蝥中的斑蝥素等。使用**高效液相色谱－串联质谱法**对千里光中的阿多尼弗林碱、川楝子和苦楝皮中的川楝素等毒性成分进行测定。

考点9★★★　中药外源性有害物质及检测

| 外源性有害物质 | | 检测方法 | 需要检测的药材 |
|---|---|---|---|
| 重金属及有害元素 | 重金属检查 | ①硫代乙酰胺法。②炽灼后硫代乙酰胺法。③硫化钠法 | 矿物药、动物药、植物药提取物等，检查多以$Pb^{2+}$为代表 |
| | 铅、镉、砷、汞、铜测定 | ①原子吸收分光光度法。②电感耦合等离子体质谱法 | 甘草、黄芪、丹参、白芍、西洋参、金银花、枸杞子、山楂、阿胶、牡蛎、珍珠、蛤壳、海螵蛸 |
| | 砷盐检查 | ①古蔡氏法。②二乙基二硫代氨基甲酸银法 | 玄明粉、芒硝、石膏等 |
| 农药残留量 | | 气相色谱法 | 人参、西洋参、甘草和黄芪 |
| 黄曲霉毒素 | | 高效液相色谱法：①高效液相色谱－柱后衍生化法。②高效液相色谱－串联质谱法（确认） | 大枣、水蛭、地龙、肉豆蔻、全蝎、决明子、麦芽、陈皮、使君子、柏子仁、胖大海、莲子、桃仁、蜈蚣、槟榔、酸枣仁、僵蚕、薏苡仁等 |
| 二氧化硫残留量 | | ①酸碱滴定法。②气相色谱法。③离子色谱法 | 毛山药、光山药、天冬、天花粉、天麻、牛膝、白及、白术、白芍、党参、粉葛等 |

考点10★★★　中药的有效性评价

**1. 全草类中药含叶量的检查**　《中国药典》规定，穿心莲药材叶不得少于 30%，薄荷药材叶不得少于 30%，广藿香药材叶不得少于 20% 等。

**2. 浸出物测定** 《中国药典》规定，浸出物测定法有 3 种：①**水溶性浸出物测定法**，分为冷浸法和热浸法。②**醇溶性浸出物测定法**，亦分为冷浸法和热浸法。③**挥发性醚溶性浸出物测定法**。

**3. 含量测定**

（1）化学分析法：包括重量分析法和滴定分析法，主要用于中药中含量较高的成分测定，如总有机酸、总生物碱、总皂苷等。重量分析法包括挥发法、萃取法和沉淀法。

（2）光谱分析法：①紫外 – 可见分光光度法（UV–Vis）：定量方法主要有吸收系数法、标准曲线法和对照品比较法。②原子吸收分光光度法（AAS）：是中药中有害元素及矿物药测定的常用方法。

（3）色谱分析法：①**高效液相色谱法（HPLC）：是目前中药含量测定中最常用的方法**，《中国药典》中最常用的检测器是紫外检测器（UVD），定量分析方法主要有内标法、外标法、主成分自身对照法、面积归一化法。②气相色谱法（GC）：测定对象主要是易于挥发、热稳定性好的样品，最好用内标法定量。

**考点 11 ★★★　中药的纯度检查**

1. 与纯度相关的检查主要包括**杂质检查、水分测定、干燥失重、灰分测定、色度检查、酸败度测定**等。

2.《中国药典》规定水分测定法：

| 水分测定法 | 适用范围 | 举例 |
|---|---|---|
| 费休氏法（容量滴定法和库仑滴定法） | | |
| 烘干法 | 不含和少含挥发性成分的药品 | 三七、广枣 |
| 减压干燥法 | 含挥发性成分的贵重药品 | 厚朴花、蜂胶 |
| 甲苯法 | 含挥发性成分的药品 | 肉桂、肉豆蔻、砂仁 |
| 气相色谱法 | | 辛夷 |

3.《中国药典》规定的**灰分测定法**有两种：**总灰分测定法和酸不溶性灰分测定法**。

4.《中国药典》规定检查**白术**的**色度**，从量化的角度评价和控制其药材**变色**、**走油变质**的程度。

**考点12 ★ 中药制剂的稳定性试验**

稳定性试验包括影响因素试验、加速试验和长期试验。影响因素试验用 1 批原料药物或 1 批制剂进行。加速试验和长期试验要求用 3 批供试品进行。

**考点13 ★★ 药物制剂不稳定性的类型**

**1. 化学不稳定性** 水解、氧化是主要化学降解途经。**易水解的药物类型**包括酯类药物（穿心莲内酯）、酰胺类药物（青霉素）及苷类药物（强心苷）。**易氧化的药物类型**包括：①具有酚羟基或潜在酚羟基的有效成分，如黄芩苷。②含有不饱和碳链的油脂、挥发油等。

**2. 物理学不稳定性** 指制剂的物理性能发生变化。

**3. 生物学不稳定性** 指由于微生物污染引起药物的分解变质。

### 考点 14 ★★ 影响中药制剂稳定性的因素

**1. 处方因素** pH；溶剂、基质及其他辅料的影响。

**2. 制剂工艺**

**3. 贮藏条件** 温度；光线；氧气和金属离子；湿度和水分；包装材料。

### 考点 15 ★★ 提高中药制剂稳定性的方法

**1. 延缓药物水解的方法**

（1）调节 pH。

（2）降低温度。

（3）改变溶剂。

（4）制成干燥固体。

**2. 防止药物氧化的方法**

（1）降低温度。

（2）避光。

（3）驱逐氧气。

（4）添加抗氧剂。

（5）控制微量金属离子。

（6）调节 pH。

# 第二章 中药材生产和
# 中药饮片炮制

## 第一节 中药材生产

**考点1★★★ 道地药材**

**1. 道地药材** 指经过中医临床长期应用优选出来的，产在特定地域，与其他地区所产同种中药材相比，品质和疗效更好，且质量稳定，具有较高知名度的中药材（货真价实，质优可靠）。

**2. 常用的道地药材**

| 川药 | **川贝母、川芎、黄连、川乌、附子、麦冬、丹参**、干姜、白芷、天麻、川牛膝、金钱草 |
|---|---|
| 广药 | **广藿香**、广金钱草、益智仁、广陈皮、广豆根、蛤蚧、阳春砂、肉桂、桂莪术、苏木、巴戟天、高良姜 |
| 云药 | 三七、木香、**重楼、茯苓**、萝芙木、诃子、草果、马钱子、儿茶 |
| 贵药 | **天冬、天麻、黄精、杜仲、吴茱萸**、五倍子、朱砂 |
| 怀药 | **地黄、牛膝、山药、菊花（四大怀药）**、天花粉、瓜蒌、白芷 |
| 浙药 | **浙贝母、白术、延胡索、温郁金、玄参、杭白芍、杭菊花、杭麦冬（浙八味）**、莪术、山茱萸 |

续表

| | |
|---|---|
| 关药 | **人参、鹿茸、细辛、辽五味子、防风、关黄柏、龙胆、刺五加、升麻、桔梗、哈蟆油** |
| 北药 | **酸枣仁、柴胡、白芷、北沙参、板蓝根、大青叶、青黛、黄芩、阿胶、香附、党参** |
| 华南药 | **茅苍术、南沙参、枳实、太子参、明党参、枳壳、牡丹皮、木瓜、乌梅** |
| 西北药 | **大黄、当归、秦艽、秦皮、羌活、枸杞子、银柴胡** |
| 藏药 | **冬虫夏草、雪莲花、炉贝母、红景天、甘松、胡黄连、藏木香、麝香** |

## 考点 2 ★★ 各类药材的采收原则

### 1. 植物药类

| 种类 | 采收原则 |
|---|---|
| 根及根茎类 | **秋、冬两季**植物地上部分将枯萎时及春初发芽前或刚露苗时 |
| 茎木类 | **秋、冬两季** |
| 皮类 | **春末夏初** |
| 叶类 | 植物光合作用旺盛期，开花前或果实成熟前采收，少数在秋冬时节采收，如**桑叶** |
| 花类 | **不宜**在花完全盛开后采收。在**含苞待放时采收**的如金银花、辛夷、丁香、槐米等。在**花初开时采收**的如洋金花等。在**花盛开时采收**的如菊花、西红花等。红花则要求花冠由黄变红时采摘 |

续表

| 种类 | 采收原则 |
|------|---------|
| 果实种子类 | 多在**自然成熟**时采收。成熟经霜后采摘，如**山茱萸**经霜变红，川楝子经霜变黄。**未成熟**的**幼果**时采摘，如**枳实、青皮**等 |
| 全草类 | 多在**充分生长**，茎叶茂盛时采割。有的在**花期**采收，如**薄荷、益母草、荆芥、香薷**等。茵陈**春季采**称"**绵茵陈**"，秋季采称"**花茵陈**" |
| 藻、菌、地衣类 | 情况不一。茯苓——**立秋后**；马勃——**子实体刚成熟时**；冬虫夏草——**夏初子座出土孢子未发散时**；海藻——**夏、秋两季** |

**2. 动物药类**　多数可全年采收。

特例：桑螵蛸——3 月中旬前；昆虫类成虫入药——活动期；两栖、爬行动物——春秋两季捕捉；哈蟆油——霜降期采收；鹿茸——清明后 45 ～ 60 天。

**3. 矿物药类**　全年可挖。

## 考点 3 ★★　中药材产地加工的目的

1. 除去杂质及非药用部位，保证药材的纯净度。

2. 使药材尽快灭活，干燥，保证药材质量。对需要鲜用的药材进行保鲜处理，防止霉烂、变质。

3. 降低或消除药材的毒性或刺激性，保证用药安全。

4. 有利于药材商品规格标准化。

5. 有利于包装、运输与贮藏。

## 考点4 ★★★　常用的产地加工方法

| | 加工方法 | 举例 |
|---|---|---|
| 拣、洗 | 采收的新鲜药材除去泥沙杂质和非药用部分，芳香气味的药材一般不用水洗 | 薄荷、细辛、木香不洗 |
| 切片 | 较大的根及根茎类、坚硬的藤木类和肉质的果实类药材有的趁鲜切成块、片，以利干燥 | 大黄、鸡血藤、木瓜 |
| 蒸、煮、烫 | 含浆汁、淀粉或糖分多的药材，用一般方法不易干燥，须先经蒸、煮或烫的处理，则易干燥。同时使一些药材中的酶失去活力，不致分解药材的有效成分 | 天麻、红参蒸至透心；白芍煮至透心；太子参置沸水中略烫；桑螵蛸、五倍子蒸至杀死虫卵或蚜虫 |
| 搓揉 | 干燥过程中要时时搓揉，使皮、肉紧贴，达到油润、饱满、柔软或半透明等目的 | 玉竹 |
| 发汗 | 在加工过程中为了促使变色，增强气味或减小刺激性，有利于干燥，常将药材堆积放置，使其发热、"回潮"，内部水分向外挥散 | 厚朴、杜仲、玄参、续断、茯苓 |
| 干燥 | 除去新鲜药材中大量水分，避免发霉、变色、虫蛀及有效成分的分解和破坏，保证药材质量，利于贮藏 | 不宜较高温度烘干，用"晒干"或"低温干燥"（一般不超过60℃）；烘干、晒干均不宜，用"阴干"或"晾干"；少数药材需短时间干燥，则用"曝晒"或"及时干燥"表示 |

# 第二节　中药饮片的净制和切制

**考点1★　净制的目的**

1.除去泥沙杂质及虫蛀霉变品。

2.进行大小分档，便于进一步软化、切制和炮炙，使其均匀一致。

3.分离不同药用部位，使不同药用部位各自发挥更好药效。

4.除去非药用部位，保证用药剂量准确或减少服用时的副作用。

**考点2★★　清除药材杂质的方法**

| 方法 | 操作方法及适用品种 |
| --- | --- |
| 挑选 | 除去药材中的杂物、杂质和非药用部分，或变质失效部分；将药材按不同档次分类挑选 |
| 筛选 | 选用不同规格的筛或箩，筛除沙石、杂质；或分离药材大小和粉末粗细，使大小规格一致，如延胡索、浙贝母、半夏等可用不同孔径的筛子筛选 |
| 风选 | 利用风力，将药材中的杂质和叶、果柄、花梗、干瘪之物等非药用部位除去 |
| 水选 | 采用水洗或浸漂，除去药材中杂质和非药用部位的一种方法。果实类乌梅、山楂、山茱萸，质地较轻虫类药地鳖虫、蛇蜕等带有泥沙。海带、昆布、海藻等带有盐分 |
| 磁选 | 利用强磁性材料吸附混合在药材中的磁性杂物，将药材与磁性杂质分离，如铁屑等金属杂物、含有原磁体的砂石 |

**考点 3 ★★　去除非药用部位的方法**

| 方法 | 操作方法及适用品种 |
|------|------------------|
| 去残根 | 以茎或地上部分或以根茎为入药部位的药材须除去非药用的残根，包括除去主根、支根、须根 |
| 去残茎 | 以根、根茎为入药部位的药材须除去非药用部位的残茎及地上部分 |
| 去皮壳 | 去除皮类药材的栓皮；根、根茎、块茎或鳞茎类药材的外皮；茎木类药材的粗皮；果实、种子类药材的果皮或种皮等非药用部位 |
| 去心 | 去除根皮类药材的木质部或种子的胚根、胚芽及幼叶。如巴戟天（蒸透后去木心）、五加皮、白鲜皮、地骨皮、牡丹皮、香加皮、桑白皮等多趁鲜去心 |
| 去毛 | 去除绒毛、鳞片、硬刺、根类药材的须根及动物茸毛等刺激咽喉部分。如骨碎补、鹿茸、枇杷叶、金樱子等 |
| 去核 | 山茱萸、诃子、龙眼肉等中药，有效成分主要在果肉（或假种皮），须去核（或种子）取肉（或假种皮） |
| 去瓤 | 果实类中药须去瓤用于临床，如枳壳、化橘红、瓜蒌皮等，有"去瓤免胀"之说 |
| 去桔梗 | 除去某些茎、叶、花、果实类药材中夹杂的老茎枝、叶柄、花蒂、果柄等非药用部位，如桑叶、辛夷、槐花等 |
| 去头尾足翅 | 部分动物类或昆虫类中药，如乌梢蛇、蕲蛇等去头及鳞片，蛤蚧除去头、足及鳞片，斑蝥等去头、足、翅 |
| 去残肉 | 某些动物类药材，需要去残肉、筋膜、骨塞后使用，如龟甲、鳖甲、珍珠母、牡蛎、蛤壳等 |

**考点 4 ★　切制的目的**

1. 便于有效成分煎出。

2. 利于炮炙。

3. 利于调配和制剂。

4. 利于贮存。

5. 便于鉴别。

**考点 5 ★★　常用水处理软化方法**

　　大部分干燥的药材切制成饮片时必须经过软化处理。动、植物类药材几乎都含有大量亲水性物质，是药材能够被水软化的必要条件。药材的软化途径包括用一般水处理、加热蒸煮、气相置换等。药材软化的要求是**"软硬适度""药透水尽""避免伤水"**。

　　常用方法：

| 方法 | 适用品种 |
|---|---|
| 淋法 | 气味芳香、质地疏松的全草类、叶类、果皮类和有效成分易随水流失的药材，如薄荷、荆芥、枇杷叶、陈皮 |
| 淘洗法 | 质地松软、水分易渗入、有效成分易溶于水及芳香药材，如五加皮、瓜蒌皮等 |
| 泡法 | 质地坚硬、水分较难渗入的药材，如三棱、山药、川乌。本着"少泡多润"的原则，以软硬适度便于切制为准 |
| 漂法 | 用多量水，多次漂洗的方法，漂去有毒成分、盐分及腥臭异味，如川乌、肉苁蓉、昆布、海藻等 |
| 润法 | 适用于有效成分易溶于水或质地较坚硬的药材。优点包括：药效成分损失少，饮片颜色鲜艳，水分均匀，饮片平坦整齐 |
| 其他 | 蒸润、蒸汽喷雾润、气相置换及加压或减压等方法 |

**考点6★★　药材软化程度检查方法（"看水性"或"看水头"）**

| 检查方法 | 适用范围 | 举例 |
|---|---|---|
| 弯曲法 | 长条状药材 | 白芍、山药、木通、木香等 |
| 指掐法 | 团块状药材 | 白术、白芷、天花粉、泽泻等 |
| 穿刺法 | 粗大块状药材 | 大黄、虎杖等 |
| 手捏法 | 不规则的根与根茎类药材 | 捏粗端柔软为宜：当归、独活；手握无响声及无坚硬感：黄芩、延胡索、枳实、雷丸等 |
| 刀切或折断 | 团块状、长条型及不规则的根与根茎类药材 | 中间无干心：大黄、白术、川芎 |

**考点7★★　常见饮片类型及规格**

| 类型 | 规格 |
|---|---|
| 片 | 按厚度可分为极薄片（＜0.5mm）、薄片（1～2mm）、厚片（2～4mm）；按片型可分为顶片、斜片、直片 |
| 丝 | 分为细丝（2～3mm）及宽丝（5～10mm） |
| 段 | 分为短段（5～10mm）及长段（10～15mm） |
| 块 | 又称为丁，为8～12mm的方块，如阿胶丁 |
| 颗粒 | 为粗粉至1cm左右的块片及颗粒，适合矿物、贝壳类药 |
| 粉末 | 大多粉碎成细粉，用于直接吞服，如三七粉 |

**考点8★★　饮片的干燥方法**

**1. 自然干燥**　一般色浅，含黏液类、淀粉类饮片宜晒干；易褪色、易挥发和气味易散失及含有不耐高温成分的饮片宜阴干。

**2. 人工干燥** 一般药物以不超过 80℃为宜。含芳香挥发性成分的饮片以不超过 50℃为宜。

已干燥的饮片需晾凉后再贮存，干燥后的饮片含水量应控制在 7% ～ 13% 为宜。

# 第三节 常用饮片炮制方法和作用

## 一、炒法

### 考点1★★ 炒法分类

| 炒法 | 分类 |
|------|------|
| 清炒法（单炒法） | 炒黄、炒焦和炒炭 |
| 加辅料炒法（合炒法） | 麦麸炒、米炒、土炒、砂炒、蛤粉炒和滑石粉炒 |

### 考点2★★ 炒制的目的与关键因素

炒制的目的是**增强药效，缓和或改变药性，降低毒性或减少刺激，矫臭矫味，利于贮藏和制剂**。

炒制过程中的两个关键因素是**火力和火候**。火力可分为**文火、中火、武火**。火候是指药物炮制的温度、时间和程度。

### 考点3★★ 炒黄

炒黄是将净制或切制过的药物，置炒制容器内，用**文火或中火**加热，并不断翻动或转动，使药物**表面呈黄色或颜色加深，或发泡鼓起，或爆裂**，并逸出固有气味的方法。

炒制程度判定方法：

（1）**对比看**：与生品比较，颜色加深。

（2）**听爆声**：种子类药材，一般在爆鸣声减弱时即已达到炒制程度。

（3）**闻香气**：种子类药材炒制过程嗅到香气时即达到了炒制程度。

（4）**看断面**：断面呈淡黄色时即达到了炒制程度。**该条是判定标准中最关键的一条。**

## 考点4 ★★ 炒焦

炒焦是将净选或切制后的药物，置炒制容器内，用**中火或武火**加热，炒至药物表面呈**焦黄或焦褐色**，内部颜色加深，并具有**焦香气味**。

炒焦的目的：主要是增强药物消食健脾的功效或减少药物的刺激性。

| 炒制 | 火力 | 炮制作用 |
|---|---|---|
| 山楂 | | 生山楂：长于活血化瘀 |
| | 中火 | 炒山楂：缓和对胃的刺激性，善于消食化积 |
| | 武火 | 焦山楂：长于消食止泻 |
| | | 山楂炭：性收涩，具有止血、止泻的功效 |
| 栀子 | | 生栀子：长于泻火利湿、凉血解毒 |
| | 文火、中火 | 炒栀子、焦栀子：降低苦寒之性，减轻对胃的刺激性。一般热较甚者可用炒栀子，脾胃较虚弱者可用焦栀子，二者均有清热除烦的功用 |
| | 武火 | 栀子炭：善于凉血止血 |

续表

| 炒制 | 火力 | 炮制作用 |
|---|---|---|
| 槟榔 | 文火、中火 | 生槟榔：力峻，杀虫破积、降气行水、截疟力胜 |
| | | 炒槟榔、焦槟榔：缓和药性，以免克伐太过而耗伤正气，减少副作用。二者作用相似，长于消食导滞，但炒槟榔作用稍强，克伐正气也略强 |

**考点5 ★★　炒炭**

炒炭是将净选或切制后的药物，置炒制容器内，用**武火或中火**加热，炒至药物**表面焦黑色或焦褐色，内部呈棕褐色或棕黄色。炒炭要求存性。**

炒炭的目的：经炒炭炮制后可使药物**增强或产生止血、止泻作用。**

| 炒制 | 火力 | 炮制作用 |
|---|---|---|
| 大蓟 | 武火 | 大蓟炭：凉性减弱，收敛止血作用增强 |
| 蒲黄 | 中火 | 蒲黄炭：性涩，止血作用增强 |
| 荆芥 | 文火 | 炒荆芥：具有祛风理血的作用 |
| | 武火 | 荆芥炭：辛散作用极弱，具有止血功效 |
| 干姜 | 武火 | 姜炭：辛味消失，守而不走，长于止血温经。温经作用弱于炮姜，固涩止血作用强 |
| | 武火 | 炮姜（河砂）：温经止血，温中止痛，止泻 |

**考点6 ★★　麸炒**

常用麦麸炒制**补脾胃**或用于作用强烈及有腥味的

药物。

麸炒的目的：①**增强疗效**，如山药、白术、芡实等。②**缓和药性**，如苍术、枳实、薏苡仁等。③**矫臭矫味**，如僵蚕等。

**麸炒分类：**

（1）**净麸炒**：每 100kg 药物，用麦麸 **10 ～ 15kg**。

（2）**蜜麸炒**：每 100kg 药物，用蜜麸 10kg。蜜麸：每 100kg 麸皮，用熟蜜 20 ～ 30kg。

（3）**糖麸炒**：每 100kg 药物，用糖麸 10kg。糖麸：每 100kg 麸皮，用红糖（或砂糖）30 ～ 40kg。

注意事项：中火炒制，"**麸下烟起**"。

| 炒制 | 火力 | 炮制作用 |
|------|------|----------|
| 枳壳 | 中火 | 麸炒枳壳：缓和峻烈之性，偏于理气健胃消食，适宜于年老体弱而气滞者 |
| 苍术 | | 麸炒苍术：辛味减弱，燥性缓和，气变芳香，增强了健脾和胃的作用 |
| | | 焦苍术：辛燥之性大减，以固肠止泻为主 |

**考点 7 ★★　米炒**

米炒的目的：①**增强药物的健脾止泻作用**，如党参。②**降低药物的毒性**，如红娘子、斑蝥。③**矫正不良气味**，如昆虫类药物。

米的用量：每 100kg 药物，用米 **20kg**。

| 炒制 | 火力 | 炮制作用 |
|------|------|----------|
| 斑蝥 | 中火 | 生斑蝥：有大毒，多外用。以攻毒蚀疮为主 |
| | | 米炒斑蝥：毒性降低，气味得到矫正，可内服。以通经、破癥散结为主 |

## 考点 8 ★★　土炒

常用来炮制补脾止泻的药物，如白术、山药等。

土的用量：每 100kg 药物，用土粉 25 ～ 30kg。

| 炒制 | 火力 | 炮制作用 |
|------|------|----------|
| 白术 | 中火 | 土炒白术：借土气助健脾气，善补脾止泻而安胎 |
| | | 麸炒白术：缓和白术燥性，借麸味甘入中，增强健脾、消胀作用 |
| 山药 | | 土炒山药：补脾止泻为主 |
| | | 麸炒山药：补脾健胃为主 |

## 考点 9 ★★　砂炒

适用于炒制质地坚硬的药材。砂作为中间传热体。

砂炒的目的：①增强疗效，便于调剂和制剂，如狗脊、穿山甲等。②降低毒性，如马钱子等。③便于去毛，如骨碎补等。④矫臭矫味，如鸡内金、脐带等。

砂的用量以能掩盖所加药物为度。

| 炒制 | 火力 | 炮制作用 |
|------|------|----------|
| 马钱子 | 文火 | 制马钱子（砂烫、油炸）：毒性降低，质地酥脆，易于粉碎，可供内服，常制成丸散剂应用。多用于风湿痹痛等 |
| 骨碎补 | 武火 | 砂炒骨碎补：质地松脆，易于除去鳞片，便于调剂和制剂，有利于煎出有效成分，以补肾强骨、续伤止痛为主 |

续表

| 炮制 | 火力 | 炮制作用 |
|------|------|----------|
| 鳖甲 | 武火 | 醋鳖甲：质变酥脆，易于粉碎及煎出有效成分，并能矫臭矫味。增强药物入肝消积、软坚散结的作用 |
| 鸡内金 | 中火 | 炒鸡内金、砂炒鸡内金：质地酥脆，便于粉碎，矫正不良气味，并能增强健脾消积作用 |
| | 文火 | 醋鸡内金：质酥易脆，矫正了不良气味。有疏肝助脾的作用 |

**考点 10 ★ 滑石粉炒**

滑石粉炒适用于**韧性较大的动物类药物**。

滑石粉炒的目的：①**使药物质地酥脆，便于粉碎和煎煮**，如黄狗肾等。②**降低毒性及矫正不良气味**，如刺猬皮、水蛭等。

每 100kg 药物，用滑石粉 **40 ～ 50kg**。

| 滑石粉炒 | 火力 | 炮制作用 |
|----------|------|----------|
| 水蛭 | 中火 | 生水蛭：有毒，多入煎剂，以破血逐瘀为主 |
| | | 烫水蛭：降低毒性，质地酥脆，利于粉碎，多入丸散 |

**考点 11 ★ 蛤粉炒**

蛤粉炒适于**胶类药物**。

蛤粉炒的目的：①**使药物质地酥脆，便于制剂和调剂**。②**降低药物的滋腻之性，矫正不良气味**，如阿胶、鹿角胶等。

每 100kg 药物，用蛤粉 30 ～ 50kg。

| 炒制 | 火力 | 炮制作用 |
|------|------|----------|
| 阿胶 | 中火 | 蛤粉炒阿胶：降低了滋腻之性，质变酥脆，利于粉碎，矫正了不良气味，善于益肺润燥 |
| | | 蒲黄炒阿胶：止血安络力强 |

# 二、炙法

### 考点1★★　炙法的定义

将净选或切制后的药物，加入定量的**液体辅料**拌炒，使辅料逐渐渗入药物组织内部的炮制方法称为炙法。根据所用辅料不同，可分为**酒炙、醋炙、盐炙、姜炙、蜜炙、油炙**等。

| 区别 | 加辅料炒法 | 炙法 |
|------|-----------|------|
| 辅料形态 | 固体 | 液体 |
| 是否预热 | 预热 | 辅料一般与药物拌润再炒或先炒药后加辅料 |
| 火力 | 中火或武火、加热时间短、温度高 | 文火、温度稍低、加热时间长、有浸润时间 |
| 药物性状 | 变化较大，多膨胀、颜色加深、边缘卷曲等 | 差别不大、一般炒干、微挂火色 |
| 辅料 | 筛去或挂在表面 | 渗入药物组织内部 |

## 考点2 ★★★ 酒炙

酒炙法多用于**活血散瘀药、祛风通络药及动物类中药**。

酒炙法的目的：①**改变药性**，**引药上行**，如大黄、黄连、黄柏等。②**增强活血通络作用**，如当归、川芎、桑枝等。③**矫臭去腥**，如乌梢蛇、蕲蛇、紫河车等。

黄酒用量：每100kg药物，用黄酒 **10 ～ 20kg**。

| 药材 | 炮制作用 |
|------|----------|
| 大黄 | 生大黄：攻积导滞，泻火解毒 |
| | 酒炙大黄：苦寒泻下作用稍缓，引药上行，善清上焦血分热毒 |
| | 熟大黄：酒蒸后，泻下作用缓和，腹痛之副作用减轻，增强活血祛瘀之功 |
| | 大黄炭：泻下作用极微，并有凉血化瘀止血作用 |
| | 醋大黄：泻下作用减弱，以消积化瘀为主 |
| | 清宁片：泻下作用缓和，具缓泻而不伤气，逐瘀而不败正之功 |
| 黄连 | 生黄连：泻火解毒，清热燥湿 |
| | 酒炙黄连：引药上行，缓其寒性，善清头目之火 |
| | 姜炙黄连：苦寒之性缓和，止呕作用增强 |
| | 吴茱萸制黄连：抑制苦寒之性，以清气分湿热，散肝胆郁火为主 |
| 当归 | 生当归：质润，具有补血、调经、润肠通便的功能 |
| | 酒炙当归：活血通经、祛瘀止痛的作用增强 |
| | 土炒当归：既能增强入脾补血作用，又能缓和油润而不滑肠 |
| | 当归炭：止血和血为主 |

续表

| 药材 | 炮制作用 |
|------|---------|
| 蕲蛇 | 酒炙蕲蛇：增强祛风、通络、止痉的作用，矫味，减少腥气，便于粉碎和制剂，临床多用酒制品 |
| 白芍 | 炒白芍：寒性缓和，以养血和营，敛阴止汗为主 |
|  | 酒白芍：酸寒伐肝之性降低，入血分，善于调经止血，柔肝止痛 |
|  | 醋白芍：引药入肝，敛血养血、疏肝解郁作用最强 |
|  | 土炒白芍：借土气入脾，增强养血和脾、止泻作用 |
| 丹参 | 酒丹参：寒凉之性缓和，活血祛瘀、调经止痛功能增强 |
| 川芎 | 酒川芎：引药上行，增强活血行气止痛作用 |

**考点 3 ★★　醋炙**

　　醋炙法多用于**疏肝解郁、散瘀止痛、攻下逐水**的药物。

　　操作方法：①先拌醋后炒药，适用于大多数植物类药物。②先炒药后喷醋，适用于**树脂类、动物粪便类**药物。

　　醋炙的主要目的：①**降低毒性，缓和药性**，如甘遂、京大戟、芫花、商陆等。②**引药入肝，增强活血止痛作用**，如乳香、没药、三棱、莪术等。③**矫臭矫味**，如乳香、没药、五灵脂等。

　　用醋量：每 100kg 药物，用米醋 **20 ～ 30kg，最多不超过 50kg**。

| 药材 | 炮制作用 |
|------|---------|
| 甘遂 | 醋甘遂：毒性减低，峻泻作用缓和 |
| 延胡索 | 醋延胡索：行气止痛作用增强 |
|  | 酒延胡索：活血、祛瘀、止痛为主 |

续表

| 药材 | 炮制作用 |
|---|---|
| 乳香 | 醋乳香与炒乳香：刺激性缓和，利于服用，便于粉碎。增强活血止痛、收敛生肌的功效，并可矫臭矫味 |
| 香附 | 醋香附：专入肝经，疏肝止痛作用增强，并能消积化滞 |
| | 四制香附：行气解郁，调经散结为主 |
| | 酒香附：能通经脉，散结滞 |
| | 香附炭：味苦、涩，性温，多用于治妇女崩漏不止等 |
| 柴胡 | 醋柴胡：升散之性缓和，疏肝止痛作用增强 |
| | 鳖血柴胡：填阴滋血，抑制其浮阳之性，增强清肝退热功效 |

**考点4★★　盐炙**

　　盐炙法多用于**补肾固精、疗疝、利尿和泻相火**的药物。操作方法：①先拌盐水后炒药。②先炒药后加盐水：适用于**含黏液质较多的药物**，如车前子。

　　盐炙法的主要目的：①**引药下行，增强疗效**，如杜仲、小茴香、车前子、益智仁、知母、黄柏等。②**缓和药物辛燥之性**，如补骨脂、益智仁等。③**增强滋阴降火作用**，如知母、黄柏等。

　　盐用量：每100kg药物，用食盐**2kg**。

| 药材 | 炮制作用 |
|---|---|
| 杜仲 | 盐杜仲：引药入肾，直达下焦，温而不燥，补肝肾、强筋骨、安胎作用增强 |

续表

| 药材 | 炮制作用 |
|------|---------|
| 黄柏 | 盐黄柏：引药入肾，缓和苦燥之性，增强滋肾阴、泻相火、退虚热的作用 |
| | 酒黄柏：降低苦寒之性，免伤脾阳，并借酒升腾之力，引药上行，清血分湿热 |
| | 黄柏炭：清湿热之中兼具涩性，多用于便血、崩漏下血 |
| 泽泻 | 盐泽泻：引药下行，并能增强泻热作用，利尿而不伤阴。小剂量于补方中，可泻肾降浊，并能防止补药之滋腻，可用于阴虚火旺，利水清热养阴 |
| | 麸炒泽泻：寒性稍缓，长于渗湿和脾，降浊以升清 |
| 车前子 | 炒车前子：寒性稍减，提高煎出效果，作用与生品相似，长于渗湿止泻、祛痰止咳 |
| | 盐车前子：泻热利尿而不伤阴，并引药下行，增强在肾经的作用 |

## 考点 5 ★★ 姜炙

姜炙法多用于祛痰止咳、降逆止呕的药物。

姜炙目的：①制其寒性，增强和胃止呕作用，如黄连、竹茹等。②缓和副作用，增强疗效，如厚朴等。

生姜用量：每 100kg 药物，用生姜 10kg。若无生姜，可用干姜煎汁，用量为生姜的 1/3。

| 药材 | 炮制作用 |
|------|---------|
| **厚朴** | 姜厚朴：消除对咽喉刺激性，并可增强宽中和胃的功效 |
| 竹茹 | 姜竹茹：增强降逆止呕的功效 |

**考点 6 ★★　蜜炙**

蜜炙法多用于**止咳平喘、补脾益气**的药物。

蜜炙的主要目的：①**增强润肺止咳**的作用，如百部、款冬花、紫菀等。②**增强补脾益气**的作用，如黄芪、甘草、党参等。③**缓和药性**，如麻黄等。④**矫味和消除副作用**，如马兜铃等。

一般质地疏松、纤维多的药物用蜜量宜大；质地坚实，黏性较强，油分较多的药物用蜜量宜小。

通常为每 100kg 药物，用熟蜜 **25kg**。

| 药材 | 炮制作用 |
|------|----------|
| 黄芪 | 炙黄芪：甘温而偏润，长于益气补中 |
| 甘草 | 炙甘草：甘温，以补脾和胃、益气复脉力胜 |
| 麻黄 | 生麻黄：发汗解表、利水消肿力强 |
|      | 蜜麻黄：性温偏润，辛散发汗作用缓和，以宣肺平喘力胜 |
|      | 麻黄绒：作用缓和，适于老人、幼儿及虚人风寒感冒 |
|      | 蜜麻黄绒：作用更缓和，适于表证已解而咳喘未愈的老人、幼儿及体虚患者 |
| 枇杷叶 | 蜜枇杷叶：能增强润肺止咳作用 |
| 马兜铃 | 蜜马兜铃：缓和苦寒之性，增强润肺止咳的功效，并可矫味，减少呕吐的副作用 |
|        | 炙马兜铃：多用于肺虚有热的咳嗽 |

**考点 7 ★★　油炙**

油炙法常用的有**麻油（芝麻油）、羊脂油**。此外，菜油、酥油亦可采用。

油炙的目的：①**增强疗效**，如淫羊藿等。②**利于粉碎**，便于制剂和服用，如豹骨、三七、蛤蚧等。

| 药材 | 炮制方法 | 炮制作用 |
|------|----------|----------|
| 淫羊藿 | 100kg淫羊藿/羊脂油20kg | 炙淫羊藿：增强温肾助阳作用 |
| 蛤蚧 | 取蛤蚧，涂以麻油，用无烟火烤至稍黄质脆 | 酥炙蛤蚧：易粉碎，腥气减少。以补肺益精，纳气定喘见长 |
| | 100kg蛤蚧块/黄酒20kg | 酒蛤蚧：质脆易碎，矫臭矫味，可增强补肾壮阳作用 |
| 三七 | | 生三七：止血化瘀、消肿定痛 |
| | 洗净，干燥，研细粉 | 三七粉：与生品功效相同，多吞服或外敷用于创伤出血 |
| | 打碎，油炸，沥干，研细粉；或洗净，蒸透，切片，干燥 | 熟三七：止血化瘀作用较弱，以滋补力胜 |

# 三、煅法

## 考点1★　煅法的分类

| 分类 | 定义 |
|------|------|
| 明煅法 | 药物煅制时，**不隔绝空气**的方法，又称直火煅法 |
| 煅淬法 | 在高温有氧条件下煅烧至红透后，立即投入规定的液体辅料中骤然冷却的方法。**常用的淬液有醋、酒、药汁等** |
| 扣锅煅法 | 药物在高温缺氧条件下煅烧成炭的方法，又称密闭煅、闷煅、暗煅 |

**考点2★★　明煅**

**明煅法**主要适用于**矿物类、贝壳类及化石类药物**。

明煅的主要目的：①**使药物质地酥脆**，如花蕊石等。②**除去结晶水**，如白矾、硼砂。③**使药物有效成分易于煎出**，如钟乳石、花蕊石等。

煅制过程中宜**一次煅透**，中途不得停火，以免出现夹生现象。可在容器上加盖（但不密闭）以防爆溅。

| 药材 | 炮制作用 |
| --- | --- |
| 白矾 | 枯矾：酸寒之性降低，涌吐作用减弱，增强了收涩敛疮、止血化腐的作用 |
| 牡蛎 | 煅牡蛎：增强了收敛固涩作用 |
| 石决明 | 煅石决明：咸寒之性降低，平肝潜阳功效缓和，增强了固涩收敛、明目作用；且煅后质地疏松，便于粉碎，有利于外用涂敷撒布，并利于煎出有效成分 |
| 石膏 | 煅石膏：具收敛、生肌、敛疮、止血的功效 |

**考点3★★★　煅淬**

煅淬法适用于**质地坚硬，经过高温仍不能疏松的矿物药**，以及临床上因特殊需要而必须煅淬的药物。

煅淬的主要目的：①**使药物质地酥脆，易于粉碎**，利于有效成分煎出，如赭石、磁石。②**改变药物的理化性质，减少副作用，增强疗效**，如自然铜。③**清除药物中夹杂的杂质，洁净药物**，如炉甘石。

| 药材 | 炮制作用 |
|------|---------|
| 赭石 | 煅赭石：降低了苦寒之性，增强了平肝止血作用；且煅后使质地酥脆，易于粉碎和煎出有效成分 |
| 自然铜 | 煅自然铜：经煅淬后，可增强散瘀止痛作用 |
| 炉甘石 | 炉甘石经煅淬水飞后，质地纯洁细腻，适宜于眼科及外敷用，消除了由于颗粒较粗而造成的对敏感部位的刺激性 |
| | 采用黄连及三黄汤煅淬或拌制，可增强清热明目、敛疮收湿的功效 |

## 考点4 ★　扣锅煅

扣锅煅法适用于煅制**质地疏松、炒炭易灰化或有特殊需要**及某些中成药在制备过程中需要**综合制炭**的药物。

煅炭的主要目的：①改变药物性能，产生或增强止血作用，如血余炭等。②降低毒性，如干漆等。

煅烧过程中，防空气进入使药物灰化。药材煅透后放置**冷却再开锅，以免药材遇空气后燃烧灰化**。

判断药物是否煅透的方法，除观察米和纸的颜色外，还可用**滴水即沸**的方法来判断。

| 药材 | 炮制作用 |
|------|---------|
| 血余炭 | 血余炭：具有止血作用，入药必须煅制成炭 |

# 四、蒸、煮、燀法

| 分类 | 定义 |
|------|------|
| 蒸法 | 将净选或切制后的药物加液体辅料或不加辅料装入蒸制容器内隔水加热至一定程度的方法 |
| 煮法 | 将净选过的药物加辅料或不加辅料放入锅内（固体辅料需先捣碎或切制），加适量清水同煮的方法 |
| 燀法 | 将药物置沸水中浸煮短暂时间，取出，分离种皮的方法 |

**考点1★★　蒸法**

蒸制的目的：①**改变药物性能，扩大用药范围**，如何首乌、地黄等。②**增强疗效**，如肉苁蓉、山茱萸等。③**缓和药性**，如大黄、女贞子等。④**减少副作用**，如大黄、黄精等。⑤**保存药效，利于贮存**，如黄芩、桑螵蛸等。⑥**便于软化切制**，如木瓜、天麻等。

| 药材 | 药物作用 |
|------|----------|
| 何首乌 | 生何首乌：苦泄，性平，兼发散，具有解毒消肿、润肠通便、截疟的功能 |
| | 制何首乌（黑豆汁）：味转甘厚而性转温，增强了补肝肾、益精血、乌须发、强筋骨的作用；消除滑肠致泻的副作用 |
| 黄芩 | 黄芩：清热泻火解毒力强（蒸或沸水煮目的：既可杀酶保苷，又可使药物软化，便于切片） |
| | 酒黄芩：入血分，并可借黄酒升腾之力，用于上焦肺热及四肢肌表之湿热；同时，因酒性大热，可缓和黄芩的苦寒之性，以免伤害脾阳，导致腹泻 |
| | 黄芩炭：清热止血为主 |

续表

| 药材 | 药物作用 |
|------|---------|
| 地黄 | 生地黄：清热凉血之品，具有清热凉血，养阴生津功能 |
| | 熟地黄：性由寒转温，味由苦转甜，功能由清转补，具有补血滋阴、益精填髓的功能。质厚味醇，滋腻碍脾，酒制主补阴血，且可借酒力行散，起到行药势、通血脉的作用 |
| | 生地炭：入血分凉血止血 |
| | 熟地炭：以补血止血为主 |
| 黄精 | 生黄精：具麻味，刺激咽喉 |
| | 蒸黄精：蒸后补脾润肺益肾功能增强，并可除去麻味 |
| | 酒黄精：助其药势，使之滋而不腻，更好地发挥补益作用 |
| 人参 | 生晒参：偏于补气生津，复脉固脱，补脾益肺 |
| | 红参：有大补元气、复脉固脱、益气摄血的功能 |
| 天麻 | 蒸天麻：便于软化切片，同时可破坏酶，保存苷类成分 |

## 考点2★★　煮法

煮制的目的：①清除或降低药物的毒副作用，如川乌、附子等。②清洁药物，如豆腐煮珍珠等。

| 药材 | 药物作用 |
|------|---------|
| 藤黄 | 生藤黄：有大毒，不能内服。功能消肿排脓、散瘀解毒、杀虫止痒 |
| | 制藤黄：毒性降低，可供内服 |

续表

| 药材 | 药物作用 |
|------|---------|
| 川乌 | 生川乌：有大毒，多外用，能祛风除湿、温经止痛 |
|      | 制川乌：毒性降低，可供内服 |
| 附子 | 盐附子：防止药物腐烂，利于贮藏 |
|      | 黑顺片、白附片（胆巴）：毒性降低，可直接入药 |
|      | 炮附片：温肾暖脾为主 |
|      | 淡附片（甘草、黑豆）：长于回阳救逆，散寒止痛 |
| 吴茱萸 | 生品有小毒，多外用。以散寒定痛力强 |
|        | 制吴茱萸（甘草）：降低毒性，缓和燥性 |
|        | 盐制吴茱萸：宜用于疝气疼痛 |
| 远志 | 生品"戟人咽喉"，多外用治疗痈疽肿毒，乳房肿痛 |
|      | 制远志（甘草）：缓苦燥之性，消除刺喉麻感，以安神益智为主 |
|      | 蜜远志：增强润肺化痰止咳作用 |

**附子炮制要点：**

| 盐附子 | 胆巴＋食盐　反复泡　晒出盐霜 |
|--------|---------------------------|
| 黑顺片 | 胆巴　泡煮透心　切片　调色液　蒸出油面　干燥 |
| 白附片 | 胆巴　泡煮透心　剥皮　切片　水漂　蒸透　干燥 |
| 炮附片 | 武火砂炒至鼓起、微变色 |
| 淡附片 | 取盐附子水漂尽盐分　与甘草、黑豆同煮透心　无麻舌感　切片干燥 |

**考点3 ★ 燀法**

燀制的主要目的：①在保存有效成分的前提下，**除去**

非药用部分，如苦杏仁等。②**分离不同药用部位**，如白扁豆等。

制时要确保水温，用**水量宜大**，一般为药量的 **10 倍以上**。水沸后投药，加热时间以 **5 ～ 10 分钟**为宜。

| 药材 | 药物作用 |
|------|----------|
| 苦杏仁 | 燀苦杏仁：燀去皮后，除去非药用部位，便于有效成分煎出，提高药效 |
| | 炒苦杏仁：性温，长于温散肺寒。炮制可降低毒性 |
| 白扁豆 | 生扁豆：清暑、化湿力强 |
| | 扁豆衣：气味俱弱，健脾作用较弱，偏于祛暑化湿（燀制是为了分离不同的药用部位，增加药用品种） |
| | 炒扁豆：性微温，偏于健脾止泻 |

## 五、其他制法

**考点 1 ★★　复制**

复制法主要用于**天南星、半夏**等有毒中药的炮制。

复制的主要目的：①**降低或消除药物毒性或刺激性**，如半夏等。②**改变药性**，如天南星等。③**增强疗效**，如白附子等。④**矫臭矫味**，如紫河车等。

| 药材 | 药物作用 |
|------|----------|
| 半夏 | 生半夏：有毒，不用于内服，多外用 |
| | 清半夏（白矾）：长于化痰，以燥湿化痰为主 |
| | 姜半夏（生姜、白矾）：增强了降逆止呕作用，以温中化痰、降逆止呕为主 |
| | 法半夏（甘草、生石灰）：偏于祛寒痰，同时具有调和脾胃的作用 |

续表

| 药材 | 药物作用 |
|------|----------|
| 天南星 | 生南星：有毒，多外用，亦可内服，以祛风止痉为主 |
| | 制南星（白矾、生姜）：毒性降低，燥湿化痰的作用增强 |
| | 胆南星（胆汁）：毒性降低，其燥烈之性缓和，药性由温转凉，味由辛转苦，功能由温化寒痰转为清化热痰 |

## 考点2 ★★　发酵

发酵的主要目的：①**改变原有性能，产生新的治疗作用，扩大用药品种**，如六神曲、建神曲、淡豆豉等。②**增强疗效**，如半夏曲。

一般发酵的最佳温度为 **30 ～ 37℃**，一般发酵的相对湿度应控制在 **70% ～ 80%**。经验：以"握之成团，指间可见水迹，放下轻击则碎"为宜。**pH 4 ～ 7.6**，在有充足的氧或二氧化碳条件下进行。

| 药材 | 药物作用 |
|------|----------|
| 六神曲 | 生神曲：健脾开胃，并有发散作用 |
| | 炒神曲：健脾悦胃功能增强，发散作用减少 |
| | 麸炒神曲：具有甘香气，以醒脾和胃为主 |
| | 焦神曲：消食化积力强，以治食积泄泻为主 |

## 考点3 ★　发芽

选用新鲜成熟的种子或果实，要求**发芽率在85%以**上；发芽温度一般以 **18 ～ 25℃**为宜，浸渍后含水量控制在 42%～45% 为宜；一般春、秋季宜浸泡 4～6 小时，冬季 8 小时，夏季 4 小时；以**芽长至 0.2～1cm** 为标准。

| 药材 | 药物作用 |
|------|----------|
| 麦芽 | 炒麦芽：偏温而气香，行气、消食、**回乳** |
|      | 焦麦芽：偏温而味微甘微涩，增强了消食化滞、止泻的作用 |

**考点 4 ★★★　制霜**

　　去油制霜的目的：①**降低毒性，缓和药性**，如巴豆。②**降低副作用**，如柏子仁，含柏子仁油，滑肠通便，体虚便溏患者不宜用，制霜后，除去了大部分油分，可降低滑肠的副作用。

| 药材 | 药物作用 |
|------|----------|
| 巴豆 | 生巴豆：毒性强烈，仅供外用蚀疮 |
|      | 炒巴豆：毒性稍减，可用于疮痈肿毒，腹水臌胀，泻痢 |
|      | 巴豆霜：毒性降低，泻下作用得到缓和，多用于寒积便秘 |
| 西瓜霜 | 西瓜能清热解暑，芒硝能清热泻火，两药合制，性味增强，能起协同作用，使药物更纯净，增强清热泻火之功 |

**考点 5 ★★　煨**

　　煨法的目的：①**除去药物中部分挥发性及刺激性成分，从而降低副作用**，如肉豆蔻。②**增强疗效**，如肉豆蔻。③**缓和药性**，如诃子、葛根。

　　煨法的种类：①麦麸煨。②面裹煨。③纸裹煨。④滑石粉煨。⑤隔纸煨。

| 药材 | 药物作用 |
|------|----------|
| 肉豆蔻 | 生肉豆蔻：辛温气香，长于暖胃消食，下气止呕 |
| | 煨肉豆蔻（麦麸煨、滑石粉煨、面裹煨）：除去部分油质，免滑肠，刺激性减小，增强固肠止泻的功能 |
| 木香 | 生木香：行气作用强 |
| | 煨木香：除去部分油质，涩肠止泻作用增强 |

### 考点 6 ★★　提净

　　提净的目的：①**使药物纯净，提高疗效**。②**缓和药性**。③**降低毒性**。

| 药材 | 药物作用 |
|------|----------|
| 芒硝 | 朴硝用萝卜煮制（朴硝100kg/萝卜20kg）后所得的芒硝，可提高其纯净度，同时缓和其咸寒之性，并借萝卜消积滞、化痰热、下气、宽中作用，以增强芒硝润燥软坚、消导、下气通便之功 |

### 考点 7 ★　水飞

　　水飞法的目的：①**去除杂质，洁净药物**。②**使药物质地细腻**，便于内服和外用，提高其生物利用度。③**防止药物在研磨过程中粉尘飞扬**，污染环境。④除去药物中可溶于水的毒性物质，如砷、汞等。

　　朱砂和雄黄粉碎要忌铁器，并要注意温度。

| 药材 | 药物作用 |
|------|----------|
| 朱砂 | 水飞朱砂：使药物达到纯净，极细，便于制剂及服用 |
| 雄黄 | 水飞雄黄：使药粉达到极细和纯净，毒性降低，便于制剂 |

## 考点 8 ★　干馏法

将药物置于容器内，以火烤灼，使产生汁液的方法。

干馏的炮制目的：制备有别于原药材的干馏物，产生新的疗效，扩大临床用药范围，以适合临床需要。

干馏法温度多在 **120 ～ 450℃** 进行，蛋黄油在 280℃ 左右，竹沥油在 350 ～ 400℃ 左右，豆类的干馏物一般在 400 ～ 450℃ 制成。注意控制炮制温度和时间。干馏时可能产生大量浓烟或刺鼻气味，应注意通风排风。

| 药材 | 药物作用 |
|------|----------|
| 竹沥 | 清热豁痰、镇惊利窍。对热咳痰稠最具卓效，为痰家之圣剂 |
| 蛋黄油 | 具有清热解毒功效。用于烧伤，湿疹，耳脓等症 |

## 考点 9 ★　制绒法

制绒的炮制目的：缓和药性或便于应用。如麻黄碾成绒，则发汗作用缓和，适用于老年、儿童和体弱者服用。制绒的药物要干燥，便于碾制后过筛。

| 药材 | 药物作用 |
|------|----------|
| 艾叶 | 生艾叶：祛寒燥湿力强，但对胃有刺激性，多外用 |
| | 艾绒：性温走窜，气味芳香，功用与艾叶相似，药力优 |
| | 醋艾叶（100kg艾叶/15kg醋）：温而不燥，缓和对胃的刺激性，增强逐寒止痛作用 |
| | 艾叶炭：辛散之性大减，对胃的刺激性缓和，温经止血作用增强 |
| | 醋炙艾叶炭（用醋量同上）：温经止血作用增强 |

**考点10 ★　拌衣法**

将净制或切制后的药物，表面用水湿润，加入定量的辅料使之粘于药物上，晾干的炮制方法。

拌衣的炮制目的：增强疗效或起到一定的治疗作用。如朱砂拌茯神、茯苓、远志等，增强宁心安神作用。拌衣的药物要控制辅料的用量，**一般不入煎剂**。

| 药材 | 药物作用 |
|------|----------|
| 灯心草 | 生灯心草：长于利水通淋 |
| | 朱砂拌灯心（100kg灯心草/6.25kg朱砂粉）：降火安神力强，不宜入煎剂 |
| | 青黛拌灯心（100kg灯心草/15kg青黛）：偏于清热凉血 |
| | 灯心炭：凉血止血，清热敛疮。能缩短出血和凝血时间 |

# 第三章 中药化学成分与药理作用

## 第一节 生物碱

生物碱是指来源于生物界（主要是植物界）的一类含氮有机化合物。

### 考点1★★ 生物碱的分类

| 类型 | | 举例 |
|---|---|---|
| 吡啶类生物碱 | 简单吡啶类 | 槟榔碱、槟榔次碱、烟碱、胡椒碱 |
| | 双稠哌啶类 | 苦参碱、氧化苦参碱（具喹喏里西啶的基本母核） |
| 莨菪烷类生物碱 | | 莨菪碱、古柯碱 |
| 异喹啉类生物碱 | 简单异喹啉类 | 萨苏林 |
| | 苄基异喹啉类 | 1-苄基异喹啉类（罂粟碱）<br>双苄基异喹啉类（汉防己甲、乙素） |
| | 原小檗碱类 | 小檗碱类，多为季铵碱，如黄连、黄柏、三颗针中的小檗碱<br>原小檗碱类，多为叔胺碱，如延胡索乙素 |
| | 吗啡烷类 | 吗啡、可待因 |

续表

| 类型 | | 举例 |
|---|---|---|
| 吲哚类<br>生物碱 | 简单吲哚类 | 靛苷 |
| | 色胺吲哚类 | 吴茱萸碱 |
| | 单萜吲哚类 | 士的宁、利血平 |
| | 双吲哚类 | 长春碱、长春新碱 |
| 有机胺类生物碱<br>（**氮原子不在环状结构内**） | | 麻黄碱、秋水仙碱、益母草碱 |

## 考点 2 ★★★ 生物碱的理化性质

**1. 性状** 多数生物碱为结晶形固体，**烟碱、毒芹碱、槟榔碱**等为液体。**麻黄碱、烟碱**具有挥发性。**咖啡因**具有升华性。生物碱多具苦味，但**甜菜碱**具有甜味。绝大多数生物碱为无色或白色，**小檗碱、蛇根碱**呈黄色，**药根碱、小檗红碱**呈红色等。**利血平**在紫外光下显荧光。

**2. 溶解性**

| 分类 | | 溶解性 |
|---|---|---|
| 游离生物碱 | 亲脂性生物碱 | 多数具仲胺和叔胺氮原子的生物碱有较强脂溶性，易溶于乙醚、苯等有机溶剂；不溶或难溶于水，但易溶于酸水 |

续表

| 分类 | | | 溶解性 |
|---|---|---|---|
| 游离生物碱 | 亲水性生物碱 | 季铵型生物碱 | 离子型化合物，易溶于水和酸水，难溶于亲脂性有机溶剂 |
| | | 含 N–氧化物结构的生物碱 | 具配位键结构，可溶于水，如氧化苦参碱 |
| | | 小分子生物碱 | 既可溶于水，也可溶于三氯甲烷，如麻黄碱、烟碱 |
| | | 酰胺类生物碱 | 在水中有一定的溶解度，如秋水仙碱、咖啡碱 |
| | 具有特殊官能团的生物碱 | 具有酚羟基或羧基的生物碱 | 两性生物碱，既可溶于酸水，也可溶于碱水溶液，如吗啡、槟榔次碱 |
| | | 具有内酯或内酰胺结构的生物碱 | 在强碱性溶液中加热，其内酯（或内酰胺）结构可开环形成羧酸盐而溶于水，酸化后环合析出。如喜树碱、**苦参碱** |
| 生物碱盐 | | | 一般易溶于水，可溶于甲醇、乙醇，难溶或不溶于亲脂性有机溶剂 |

**3. 碱性** 以 p$K_a$ 值表示，p$K_a$ 越大，碱性越强。

（1）强碱 (p$K_a$>11)，如季铵碱、胍类生物碱。

（2）中强碱 (p$K_a$7～11)，如脂胺、脂杂环类生物碱。

（3）弱碱 (p$K_a$2～7)，如芳香胺、N–六元芳杂环类生物碱。

（4）极弱碱 (p$K_a$<2)，如酰胺、N–五元芳杂环类生物碱。

| 碱性强弱与其分子结构关系 | 内容 |
| --- | --- |
| 氮原子的杂化方式 | 一般脂胺类、脂氮杂环类类生物碱＞芳香胺类、六元芳杂环类＞带氰基的氮原子 |
| 电性效应 | 诱导效应（麻黄碱＞去甲基麻黄碱） |
| | 共轭效应（环己胺＞苯胺） |
| 空间效应 | 莨菪碱＞山莨菪碱＞东莨菪碱 |
| 氢键效应 | 钩藤碱＞异钩藤碱 |

### 考点 3 ★★★ 生物碱的沉淀反应

| 试剂名称 | 试剂组成 | 反应特征 |
| --- | --- | --- |
| 碘化铋钾试剂 | $KBiI_4$ | 黄色至橘红色无定形沉淀 |
| 碘化汞钾试剂 | $K_2HgI_4$ | 类白色沉淀 |
| 碘－碘化钾试剂 | $KI-I_2$ | 红棕色无定形沉淀 |
| 硅钨酸试剂 | $SiO_2-12WO_3 \cdot nH_2O$ | 淡黄色或灰白色无定形沉淀 |
| 饱和苦味酸试剂 | 2,4,6－三硝基苯酚 | 黄色沉淀或结晶 |
| 雷氏铵盐试剂 | $NH_4[Cr(NH_3)_2(SCN)_4]$ | 红色沉淀或结晶 |

　　生物碱沉淀反应一般在**酸性水溶液中进行**。麻黄碱、吗啡、咖啡碱等仲胺一般不易与生物碱沉淀试剂反应。

**考点 4 ★★★　生物碱的显色反应**

| 试剂名称 | 试剂组成 | 颜色特征 |
| --- | --- | --- |
| Mandelin 试剂 | 1% 钒酸铵的浓硫酸溶液 | 莨菪碱及阿托品显红色，士的宁显蓝紫色，奎宁显淡橙色，吗啡显蓝紫色，可待因显蓝色 |
| Macquis 试剂 | 含少量甲醛的浓硫酸 | 吗啡显橙色至紫色，可待因显洋红色至黄棕色 |
| Fröhde 试剂 | 1% 钼酸钠或钼酸铵的浓硫酸溶液 | 吗啡显紫色渐转棕色，小檗碱显棕绿色，利血平显黄色渐转蓝色，乌头碱显黄棕色 |

**考点 5 ★★★　含生物碱的常用中药**

| 中药 | 结构类型 | 药理作用 | 质量控制成分 |
| --- | --- | --- | --- |
| 苦参 山豆根 | 双稠哌啶类，具喹喏里西啶的基本结构 | 苦参总生物碱具有抗肿瘤、抗病原微生物、抗心律失常、解热、抗炎、抗变态反应和调节免疫等作用 | 苦参碱、氧化苦参碱 |
| 麻黄 | 有机胺类生物碱 | 麻黄生物碱具有发汗、平喘、镇咳、利尿、抗炎等作用。麻黄挥发油可祛痰、解热、镇痛 | 盐酸麻黄碱和盐酸伪麻黄碱 |

续表

| 中药 | 结构类型 | 药理作用 | 质量控制成分 |
|---|---|---|---|
| 黄连 | | 黄连、小檗碱：①抗菌、抗病毒。②抗毒素、抗腹泻。③解热、抗炎。④降血糖 | 小檗碱（以盐酸小檗碱计） |
| 延胡索 | 苄基异喹啉类衍生物 | 延胡索乙素有较强镇痛作用，并能抗心肌缺血、抗脑缺血、抗血栓；有效成分左旋四氢巴马汀具有镇静催眠作用 | 延胡索乙素 |
| 防己 | | 防己生物碱具有抗炎、镇痛、抗肿瘤的作用等，同时具有调节免疫力和耐缺氧的作用 | 粉防己碱和防己诺林碱 |
| 川乌 | 二萜类生物碱 | 川乌具有镇痛、抗炎、免疫抑制、降血压及强心作用。有毒，0.2mg即可中毒，2～4mg即可致人死亡 | 乌头碱、次乌头碱和新乌头碱 |
| 洋金花 | 莨菪烷类生物碱 | 东莨菪碱及其外消旋体阿托品有解痉镇痛、解有机磷中毒和散瞳作用；东莨菪碱还有镇静、麻醉作用 | 东莨菪碱 |
| 天仙子 | | 东莨菪碱具有加快心率、改善微循环、解痉、平喘等作用 | 东莨菪碱、莨菪碱 |
| 马钱子 | 吲哚类生物碱 | 士的宁是主要有效成分，亦是有毒成分。成人5～10mg可中毒，30mg可致死 | 士的宁（又称番木鳖碱）、马钱子碱 |

续表

| 中药 | 结构类型 | 药理作用 | 质量控制成分 |
|---|---|---|---|
| 千里光 | 吡咯里西啶类生物碱 | 具有肝、肾毒性和胚胎毒性 | 阿多尼弗林碱 |
| 雷公藤 | 倍半萜大环内酯生物碱、精脒类生物碱 | 主要毒性为生殖毒性，也可引起肝、肾、心脏和局部刺激等毒性反应，中毒后表现为剧吐、腹绞痛、血压改变等 | |

**考点6 ★★★ 川乌中主要毒性生物碱在炮制过程中的变化**

乌头碱、次乌头碱、新乌头碱等为双酯型生物碱，是乌头的主要毒性成分。经水浸、加热等炮制后，可水解酯基，生成单酯型生物碱或无酯键的醇胺型生物碱。**单酯型**生物碱的毒性小于**双酯型**生物碱，而**醇胺型**生物碱几乎无毒性，但它们均不减低原双酯型生物碱的疗效。

# 第二节 糖和苷

单糖是多羟基醛或酮，是组成糖类及其衍生物的基本单元。苷类，即配糖体，是糖或糖的衍生物如氨基糖、糖醛酸等与另一非糖物质通过糖的端基碳原子连接而成的化合物。

**考点 1 ★★★　糖的分类及结构特征**

1. 苷中与苷元连接的常见的**单糖**如下：

| 分类 | 代表化合物 |
|------|-----------|
| 五碳醛糖 | *D*– 木糖、*L*– 阿拉伯糖、*D*– 核糖 |
| 六碳醛糖 | *D*– 葡萄糖、*D*– 甘露糖、*D*– 半乳糖 |
| 甲基五碳醛糖 | *D*– 鸡纳糖、*L*– 鼠李糖、*D*– 夫糖 |
| 六碳酮糖 | *D*– 果糖 |
| 糖醛酸 | *D*– 葡萄糖醛酸、*D*– 半乳糖醛酸 |

2. 由 2～9 个单糖通过苷键结合而成的直链或支链聚糖称为低聚糖。按含有单糖的个数又可将其分为二糖、三糖、四糖等。二糖有蔗糖、麦芽糖等。

3. 由 10 个以上单糖通过苷键连接而成的糖称为多聚糖或多糖。如纤维素、淀粉等。

**考点 2 ★★★　苷类化合物的分类及结构特征**

| 按苷键原子分类 | | 结构特征 | 举例 |
|------|------|------|------|
| **O– 苷** | 醇苷 | 通过醇羟基与糖端基羟基脱水而成的苷 | 红景天苷、毛茛苷 |
| | 酚苷 | 通过酚羟基而成的苷 | 天麻苷 |
| | 氰苷 | 指一类具有 α– 羟腈的苷 | **苦杏仁苷** |
| | 酯苷 | 苷元以羧基和糖的端基碳相连接 | 山慈菇苷 A |
| | 吲哚苷 | 豆科属和蓼蓝中特有 | 靛苷（苷元吲哚醇，易氧化成暗蓝色的靛蓝） |

续表

| 按苷键原子分类 | 结构特征 | 举例 |
|---|---|---|
| S-苷 | 糖端基羟基与苷元上巯基缩合而成的苷 | 萝卜苷、芥子苷 |
| N-苷 | 通过氮原子与糖的端基碳相连的苷 | 巴豆苷 |
| **C-苷** | 糖基直接以C原子与苷元的C原子相连的苷类 | 芦荟苷（溶解度小，难于水解） |

## 考点3 ★★ 苷的水解反应

| 水解反应 | 特点 | 易难顺序 |
|---|---|---|
| **酸催化水解** | 苷键具有缩醛结构，易为稀酸催化水解 | N-苷 >O-苷 >S-苷 >C-苷<br>呋喃糖苷 > 吡喃糖苷<br>酮糖 > 醛糖<br>五碳糖 > 甲基五碳糖 > 六碳糖 > 七碳糖<br>去氧糖 > 羟基糖 > 氨基糖<br>芳香属苷（酚苷）> 脂肪属苷（萜苷、甾苷） |
| 碱催化水解 | 苷键具有酯的性质 | 水杨苷、藏红花苦苷 |
| 酶催化水解 | 专属性高、条件温和 | |

## 考点 4 ★★　苷类的显色反应

| 反应名称 | 试剂 | 适用类型 | 现象 |
|---|---|---|---|
| **Molish 反应** | 浓硫酸和 $\alpha$-萘酚 | 糖、苷 | 两液面交界处出现棕色或紫红色环 |
| 三硝基苯酚试纸实验 | 三硝基苯酚 | 苦杏仁苷 | 苦杏仁苷水解产生的苯甲醛呈砖红色反应 |

## 考点 5 ★★　含氰苷类化合物的常用中药

| 中药 | 质量控制成分 |
|---|---|
| 苦杏仁<br>桃仁<br>郁李仁 | **苦杏仁苷**，一种氰苷，易被酸和酶所催化水解。水解所得到的苷元 $\alpha$-羟基苯乙腈很不稳定，易分解生成苯甲醛和氢氰酸。其中氢氰酸对呼吸中枢有镇静作用，大剂量可中毒；苯甲醛有特殊的香味，使三硝基苯酚试纸呈砖红色。苦杏仁苷既是止咳祛痰的物质基础，又是其毒性产生的主要原因，肠道菌群对苦杏仁苷的水解对药效至关重要，口服应严格控制剂量 |

# 第三节　醌类化合物

## 考点 1 ★★　醌类化合物的定义和分类

醌类化合物基本上具有 $\alpha$, $\beta$-$\alpha'$, $\beta'$ **不饱和酮**的结构，当其分子中连有 –OH、–OCH$_3$ 等助色团时，多显示黄、红、紫等颜色。

| 分类 | | 举例 |
|---|---|---|
| 苯醌 | | |
| 萘醌 | | 紫草素 |
| 菲醌 | | 丹参醌Ⅰ、丹参醌Ⅱ$_A$等 |
| 蒽醌 | 单蒽核类 | 大黄素型：大黄酚<br>茜草素型：茜草素、羟基茜草素 |
| | 双蒽核类 | 番泻苷A、B、C、D |

## 考点2 ★★★　　醌类化合物的酸性

**羟基数目越多，酸性越强。**

| 蒽醌类衍生物酸性强弱的排列顺序为 | | | | |
|---|---|---|---|---|
| 最强 | | | | 最弱 |
| 含 –COOH | 含2个以上 $\beta$–OH | 含1个 $\beta$–OH | 含2个以上 $\alpha$–OH | 含1个 $\alpha$–OH |
| 常采取碱梯度萃取法来分离蒽醌类化合物，依次相应为 | | | | |
| 5%碳酸氢钠溶液 | 5%碳酸氢钠溶液 | 5%碳酸钠溶液 | 1%氢氧化钠溶液 | 5%氢氧化钠溶液 |

## 考点3 ★★★　　醌类化合物的显色反应

| 显色反应 | 颜色变化 | 适用范围 |
|---|---|---|
| Feigl反应 | 紫色化合物 | 醌类衍生物 |
| 无色亚甲蓝显色试验 | 蓝色斑点 | 苯醌及萘醌<br>（可区别蒽醌） |

续表

| 显色反应 | 颜色变化 | 适用范围 |
|---|---|---|
| Bornträger's 反应 | 羟基醌类颜色改变并加深，多呈橙、红、紫红及蓝色 | 羟基醌类 |
| Kesting–Craven 反应 | 蓝绿色或蓝紫色 | 醌环上有被取代的位置的苯醌及萘醌类 |
| 与金属离子的反应 | 与 $Pb^{2+}$、$Mg^{2+}$ 等金属离子形成络合物 | 蒽醌类（具有 $\alpha$- 酚羟基或邻二酚羟基） |

## 考点 4 ★★★ 含醌类化合物的常用中药

| 中药 | 结构类型 | 质量控制成分 |
|---|---|---|
| 大黄 | 蒽醌类 | 芦荟大黄素、大黄酸、大黄素、大黄酚和大黄素甲醚等总蒽醌的含量 |
| 虎杖 | | 大黄素和虎杖苷（非蒽醌类化合物） |
| 何首乌 | | 二苯乙烯苷（非蒽醌类化合物）和结合蒽醌（以大黄素、大黄素甲醚计） |
| 决明子 | | 大黄酚、橙黄决明素 |
| 芦荟 | 羟基蒽醌类 | 芦荟苷 |
| 丹参 | 菲醌类 | 丹参酮类和丹酚酸 B 含量<br>丹参酮 $II_A$、隐丹参酮和丹参酮 I 的总量 |
| 紫草 | 萘醌类 | 羟基萘醌总含量<br>$\beta,\beta'$- 二甲基丙烯酰阿卡宁（$\beta,\beta'$- 二甲基丙烯酰欧紫草素） |

# 第四节 苯丙素类化合物

## 考点1★ 香豆素基本母核和结构分类

香豆素的母核为**苯骈 α- 吡喃酮**。

| 分类 | 结构 | 举例 |
|------|------|------|
| 简单香豆素类 | 仅在苯环上有取代基 | 伞形花内酯 |
| 呋喃香豆素类 | 异戊烯基与邻酚羟基环合而形成呋喃环结构 | 补骨脂内酯、异补骨脂内酯 |
| 吡喃香豆素类 | 异戊烯基与邻酚羟基环合而形成吡喃环结构 | 花椒内酯、邪蒿内酯 |
| 异香豆素类 | 香豆素的异构体 | 茵陈炔内酯 |
| 其他香豆素类 | α- 吡喃酮环上有取代基 | 沙葛内酯 |

## 考点2★★★ 香豆素的理化性质

香豆素中分子量小的有**挥发性**（可水蒸气蒸馏法提取），并能**升华**。

香豆素母体本身无荧光，而**羟基香豆素**在紫外光下多显出蓝色荧光，在碱溶液中荧光更为显著。一般在 **C-7位引入羟基**即有强烈的蓝色荧光。

香豆素类及其苷因分子中具有**内酯环**，在**热稀碱溶液**中内酯环可以开环生成顺邻羟基桂皮酸盐，加酸又可重新闭环成为原来的内酯。因此可用**碱液提取香豆素**。

| 显色反应 | 颜色 | 鉴别类型 |
|---|---|---|
| 异羟肟酸铁反应 | 红色 | 含内酯环的化合物 |
| 三氯化铁反应 | 蓝绿色 | 具有酚羟基的香豆素类 |
| Gibb's 反应 | 蓝色 | 酚羟基对位的活泼氢的香豆素 |
| Emerson 反应 | 红色 | |

**考点 3 ★★　呋喃香豆素的光化学毒性**

呋喃香豆素类外用或内服后经阳光照射会引起皮肤色素沉着。通过这种光敏反应可治疗白斑病。

**考点 4 ★★★　含香豆素类化合物的常用中药**

| 中药 | 质量控制成分 |
|---|---|
| 秦皮 | 秦皮甲素、秦皮乙素 |
| 前胡 | 白花前胡甲素、白花前胡乙素 |
| 肿节风 | 异嗪皮啶、迷迭香酸 |
| 补骨脂 | 补骨脂素、异补骨脂素 |

**考点 5 ★★★　含木脂素类化合物的常用中药**

| 中药 | 质量控制成分 |
|---|---|
| 五味子 | 五味子醇甲 |
| 厚朴 | 厚朴酚、和厚朴酚 |
| 连翘 | 连翘苷、连翘酯苷、挥发油 |
| 细辛 | 细辛脂素，对马兜铃酸 I 进行限量检查 |

## 第五节　黄酮类化合物

黄酮类化合物是具有 2- 苯基色原酮结构的化合物。天然黄酮类化合物多以**苷类**形式存在。

### 考点 1★★★　黄酮类化合物的理化性质

**1. 性状**　黄酮类化合物多为**结晶性固体**。游离的苷元中，除二氢黄酮、二氢黄酮醇、黄烷及黄烷醇有旋光性外，其余均无光学活性。黄酮苷类由于在结构中引入糖分子，故均有**旋光性**，且多为**左旋**。

黄酮类化合物大多呈**黄色**（交叉共轭体系），黄酮、黄酮醇及其苷类多显灰黄色至黄色，查耳酮为黄色至橙黄色，而二氢黄酮、二氢黄酮醇、异黄酮类，因不具有交叉共轭体系或共轭链较短，几乎无色。

花色素及其苷元的颜色随 pH 不同而改变，一般显红色（pH<7）、紫色（pH=8.5）、蓝色（pH>8.5）等颜色。

**2. 溶解性**　一般游离苷元难溶或不溶于水，花色苷元（花青素）类因以离子形式存在，具有盐的通性，故亲水性较强，水溶度较大。黄酮苷一般易溶于水和甲醇、乙醇等极性有机溶剂中。溶解性难易程度：花青素 > 二氢黄酮 > 异黄酮 > 黄酮（醇）> 查尔酮。

**3. 酸性**　由于酚羟基数目及位置不同，酸性强弱也不同。以黄酮为例，其酚羟基酸性强弱顺序：7,4'- 二羟基 >7 或 4'- 羟基 > 一般酚羟基 >5- 羟基。

#### 4. 显色反应

| 显色反应 | | 颜色 | 鉴别类型 |
|---|---|---|---|
| 还原试验 | 盐酸－镁粉（或锌粉）反应 | 显橙红色至紫红色，少数显紫色至蓝色 | 黄酮（醇）、二氢黄酮（醇）类，但查耳酮、橙酮、儿茶素类则无 |
| | 四氢硼钠（钾）反应 | 红色至紫色 | 二氢黄酮类化合物（专属显色反应） |
| 金属盐类试剂的络合反应 | 铝盐 | 黄色 | 黄酮类 |
| | 铅盐 | 黄色至红色沉淀 | 黄酮类 |
| | 锆盐 | 黄色 | 具游离的3-或5-羟基的黄酮类，加入枸橼酸后，5-羟基黄酮溶液显著褪色，而3-羟基黄酮溶液仍呈鲜黄色 |
| | 镁盐 | 天蓝色荧光 | 二氢黄酮（醇）类 |
| | | 黄色至橙黄色乃至褐色 | 黄酮（醇）及异黄酮类 |
| | 氯化锶 | 绿色至棕色乃至黑色沉淀 | 具有邻二酚羟基结构的黄酮类化合物 |
| | 三氯化铁 | 阳性反应 | 酚羟基 |
| 硼酸显色反应 | | 亮黄色 | 5-羟基黄酮及2'-羟基查耳酮类结构 |

续表

| 显色反应 | 颜色 | 鉴别类型 |
|---|---|---|
| 碱性试剂<br>显色反应<br>先呈黄色，通气后变为棕色<br>黄色→深红色→绿棕色沉淀 | 橙色至黄色 | 二氢黄酮类 |
| | 黄酮醇类 | |
| | 有邻二酚羟基取代 或 3,4'-二羟基取代的黄酮类 | |

## 考点2 ★★★ 含黄酮类化合物的常用中药

| 中药 | 结构类型 | 质量控制成分 | 药理作用／注意事项 |
|---|---|---|---|
| 黄芩 | 黄酮类 | 黄芩苷 | 黄芩苷具有降解内毒素作用，其与黄芩素是抗炎的有效成分，还可抗过敏。保存或炮制不当变绿 |
| 葛根 | 异黄酮类 | 葛根素 | 葛根素是解热作用的主要有效成分，还有降糖降脂、抗脑缺血等作用 |
| 银杏叶 | 黄酮类 | 总黄酮醇苷、萜类内酯 | |
| 槐花 | | 总黄酮<br>（以芦丁计） | 在碱性溶液中加热提取芦丁时，加入少量硼砂，起保护作用 |
| 陈皮 | 二氢黄酮类 | 橙皮苷 | |
| 满山红 | | 杜鹃素 | 有轻度短期降压作用，部分人服后心率减慢 |

黄芩素在小肠上皮细胞受到葡萄糖醛酸转移酶催化，可重新转化为葡糖糖醛酸的苷形式，重新生成黄芩苷，这是**黄芩苷肠肝循环**的主要原因。黄芩苷血药浓度的药时曲线具有典型的**双峰现象**（10分钟、3～4小时），口服黄芩苷生物半衰期较长（＞36小时），故黄芩的临床使用易采用**口服给药**方式。

## 第六节　萜类和挥发油

萜类化合物是一类由甲戊二羟酸衍生而成，基本碳架多具有**2个或2个以上异戊二烯单位**（$C_5$ 单位）结构特征的不同饱和程度的衍生物。

挥发油也称精油，是存在于植物体内的一类可随水蒸气蒸馏、与水不相混溶的挥发性油状液体。

### 考点1★★★　萜的分类

| 萜的分类 | | 异戊二烯单位数 | 举例 |
| --- | --- | --- | --- |
| 单萜 | 无环单萜 | 2 | 香叶醇 |
| | 单环单萜 | | 薄荷醇 |
| | 双环单萜 | | 龙脑，即中药冰片 |
| 环烯醚萜类（具有半缩醛及环戊烷环的结构） | 环烯醚萜苷 | 2 | 栀子苷、京尼平苷、梓醇和梓苷 |
| | 裂环环烯醚萜苷 | | 龙胆苦苷、獐牙菜苷、獐牙菜苦苷 |

续表

| 萜的分类 | | 异戊二烯单位数 | 举例 |
|---|---|---|---|
| 倍半萜 | 链状倍半萜 | 3 | 金合欢醇（法尼醇） |
| | 单环倍半萜 | | 青蒿素（具有过氧结构） |
| | 双环倍半萜 | | 薁类化合物（高沸点馏分中有时可见蓝色或绿色的馏分，显示有薁类成分存在）：莪术醇 |
| 二萜 | | 4 | 双环二萜类的穿心莲内酯、银杏内酯，三环二萜类的雷公藤甲素，四环二萜的甜菊苷 |

**考点 2 ★★★　挥发油的化学组成**

挥发油组成成分主要有四类：①萜类化合物（单萜、倍半萜及其含氧衍生物）。②芳香族化合物（小分子的苯丙素类衍生物）。③脂肪族化合物。④其他类化合物。

**考点 3 ★★★　挥发油的性质**

1. 多具浓烈的特异性气味，其气味常是其品质优劣的重要标志。

2. 少数具有其他颜色，如薁类多显蓝色，佛手油显绿色，桂皮油显红棕色。

3. 不溶于水，可随水蒸气蒸馏。

4. 具挥发性而不留油迹，脂肪油则留下永久性油迹（油迹实验）。

5. 挥发油多数比水轻，也有的比水重（如丁香油、桂皮油），多具有强折光性。

**考点 4 ★★★　挥发油的化学常数**

**1. 酸值**　代表挥发油中游离羧酸和酚类成分含量的指标。以中和 1g 挥发油中游离酸性成分所消耗氢氧化钾的毫克数表示。

**2. 酯值**　代表挥发油中酯类成分含量的指标。以水解1g 挥发油中所含酯需消耗氢氧化钾的毫克数表示。

**3. 皂化值**　代表挥发油中游离羧酸、酚类成分和结合态酯总量的指标。以皂化 1g 挥发油所消耗氢氧化钾的毫克数表示。**皂化值是酸值和酯值之和**。

**考点 5 ★★★　含萜类化合物的常用中药**

| 中药 | 结构类型 | 质量控制成分 | 生物活性 |
|---|---|---|---|
| 穿心莲 | 二萜内酯及二萜内酯苷类 | **穿心莲内酯**、新穿心莲内酯、脱水穿心莲内酯、14-去氧穿心莲内酯 | 穿心莲内酯为**抗炎**作用的主要活性成分 |
| 青蒿 | 倍半萜类及三萜化合物 | | **青蒿素**是主要**抗疟**有效成分，是具有**过氧基**的新型倍半萜内酯。青蒿素对间日疟或恶性疟的治疗具有疗效显著、副作用小的优点 |
| 龙胆 | 裂环环烯醚萜苷类 | **龙胆苦苷** | |

## 考点6★★★　含挥发油的常用中药

| 中药 | 结构类型 | 质量控制成分 |
|------|----------|--------------|
| 薄荷 | 单萜类及其含氧衍生物 | 挥发油。薄荷油的质量优劣主要依据**薄荷醇**（薄荷脑）含量的高低而定 |
| 莪术 | 倍半萜类化合物（萜类） | 挥发油 |
| 艾叶 | 单萜类、倍半萜类化合物及其衍生物。单萜类为主 | **桉油精**（桉叶素）、龙脑 |
| 肉桂 | | 桂皮醛、挥发油 |

# 第七节　三萜与甾体化合物

多数**三萜类化合物**是一类基本母核由30个碳原子组成的萜类化合物，其结构可视为六个异戊二烯单位聚合而成。**甾体类化合物**结构中都具有环戊烷骈多氢菲的甾体母核。

## 考点1★★★　皂苷的定义及分类

皂苷是一类结构复杂的苷类化合物，其苷元为具有螺甾烷及其有相似生源的**甾族化合物或三萜类化合物**。

皂苷的结构可分为苷元和糖两个部分。如果苷元为三萜类化合物则称为三萜皂苷，苷元为螺甾烷类化合物，则称为甾体皂苷。

| 分类 | | | 举例 |
|---|---|---|---|
| 三萜皂苷 | 四环三萜 | 羊毛甾烷型 | 猪苓酸 A |
| | | 达玛烷型 | 人参皂苷二醇型（A型）：人参皂苷 Rb₁、人参皂苷 Rc 和人参皂苷 Rd |
| | | | 人参皂苷三醇型（B型）：人参皂苷 Re、人参皂苷 Rf 和人参皂苷 Rg₁ |
| | 五环三萜 | 齐墩果烷型 | 人参皂苷 Ro |
| | | 乌苏烷型 | 乌苏酸（熊果酸） |
| | | 羽扇豆烷型 | 白桦醇和白桦酸 |
| 甾体皂苷 异螺旋甾烷醇类 呋甾烷醇类 变形螺旋甾烷醇类 | | 螺旋甾烷醇类 | 菝葜皂苷元、剑麻皂苷元 |
| | | 薯蓣皂苷元、海可皂苷元 | |
| | | 原蜘蛛抱蛋皂苷 | |
| | | 燕麦皂苷 B | |

**考点 2 ★★★　强心苷元部分的结构分类及特征**

　　强心苷是存在于生物界中的一类对心脏有显著生理活性的**甾体苷类**。其主要存在于植物中，结构复杂，性质不够稳定，**易被水解**生成次生苷，提取分离较为困难。

　　根据 C-17 侧链不饱和内酯环的不同，将强心苷元分为两类。

| 类型 | C–17 侧链 | 代表药物 |
|---|---|---|
| 甲型强心苷元（强心甾烯类） | 五元不饱和内酯环 | 地高辛、西地兰 |
| 乙型强心苷元（海葱甾二烯或蟾蜍甾二烯类） | 六元不饱和内酯环 | 蟾酥、海葱 |

### 考点 3 ★★　强心苷元与糖的连接方式

$\alpha$– 去氧糖常见于强心苷类，是区别于其他苷类成分的一个重要特征。

通常按糖的种类及其与苷元的连接方式，将强心苷分为以下三种类型。

Ⅰ型：苷元 –（2，6– 二去氧糖）$_x$–（$D$– 葡萄糖）$_y$，如紫花洋地黄苷 A。

Ⅱ型：苷元 –（6– 去氧糖）$_x$–（$D$– 葡萄糖）$_y$，如黄夹苷甲。

Ⅲ型：苷元 –（$D$– 葡萄糖）$_y$，如绿海葱苷。

### 考点 4 ★★　胆汁酸类成分的化学结构特点

天然胆汁酸是胆烷酸的衍生物，在动物的胆汁中它们通常与甘氨酸或牛磺酸的氨基以酰胺键结合成甘氨胆汁酸或牛磺胆汁酸，并以钠盐形式存在。

### 考点 5 ★　蜕皮激素类化学成分的特点

蜕皮激素对人不仅有促进蛋白质合成的作用，还有可排除体内的胆甾醇、降血脂及抑制血糖上升等生物活性。

**考点6 ★★★　皂苷的性状、溶解度、发泡性和溶血性**

**1. 性状**

（1）皂苷大多为**无色或乳白色无定形粉末**，而皂苷元大多能形成较好的结晶。

（2）皂苷多数具有**苦而辛辣味**，其粉末对人体黏膜有**强烈的刺激性**，但**甘草皂苷**有显著的甜味，且对黏膜刺激性较弱。

（3）皂苷大多具有**吸湿性**，应干燥保存。

（4）多数三萜皂苷都呈**酸性**，多数甾体皂苷呈**中性**。

**2. 溶解度**　大多数皂苷极性较大，易溶于水、热甲醇和乙醇等极性较大的溶剂，难溶于丙酮、乙醚等有机溶剂。**正丁醇常作为提取溶剂**。

**3. 发泡性**　皂苷水溶液经强烈振荡能产生**持久性泡沫**，且**不因加热而消失**，而含蛋白质和黏液质的水溶液虽也能产生泡沫，但不能持久，很快就消失。

**4. 溶血性**　皂苷的水溶液大多能破坏红细胞，产生溶血现象。**溶血指数**是在一定条件下能使血液中红细胞完全溶解的最低溶血浓度，例如甘草皂苷的溶血指数为1：4000。

人参总皂苷没有溶血现象，但是以**人参三醇及齐墩果酸为苷元**的人参皂苷却有显著的溶血作用，而以人参二醇为苷元的人参皂苷则有抗溶血作用。**单糖链皂苷**作用显著。

**考点7 ★★★　三萜皂苷与甾体皂苷鉴别的显色反应**

| 显色反应 | 三萜皂苷 | 甾体皂苷 |
|---|---|---|
| 醋酐－浓硫酸（Liebermann－Burchard）反应 | 呈红色或紫色 | 最终呈蓝绿色 |

续表

| 显色反应 | 三萜皂苷 | 甾体皂苷 |
|---|---|---|
| 三氯乙酸反应 | 加热至 **100 ℃**，呈红色渐变至紫色 | 加热至 **60 ℃**，呈红色渐变至紫色 |

## 考点 8 ★★★　强心苷的理化性质

**1. 溶解性**　强心苷一般可溶于水、醇和丙酮等极性溶剂，难溶于乙醚、苯和石油醚等极性小的溶剂。**苷元**则难溶于水等极性溶剂，易溶于乙酸乙酯、三氯甲烷等有机溶剂。

强心苷的溶解性与分子中所含糖的数目、种类，苷元所含的羟基数及位置有关。

（1）**糖的数目**：原生苷由于分子中含**糖基数目多**，而比其次生苷和苷元的**亲水性强**，可溶于水等极性大的溶剂，而难溶于极性小的溶剂。

（2）**羟基数目**：强心苷的溶解性随其分子中糖的类型、苷元上羟基的数目不同而异。**羟基数越多，亲水性则越强**。

（3）**羟基的位置**：当糖基和苷元上的羟基数目相同时，可形成**分子内氢键者**，其亲水性弱，反之，亲水性强。

**2. 显色反应**

**（1）甾体母核的颜色反应**

| Liebermann–Burchard 反应（醋酐 – 浓硫酸反应） | 产生红→紫→蓝→绿→污绿等颜色变化，最后褪色 |
|---|---|

续表

| Salkowski 反应 | 硫酸层显血红色或蓝色，三氯甲烷层显绿色荧光 |
|---|---|
| Tschugaev 反应 | 呈现紫红→蓝→绿颜色的变化 |
| 三氯化锑反应 | 呈现灰蓝色、蓝色、灰紫色等颜色 |
| 三氯乙酸－氯胺 T 反应 | 区别洋地黄类强心苷的各种苷元 |

### （2）C-17 位上不饱和内酯环的颜色反应（甲型强心苷有此反应，乙型无）

| Legal 反应（亚硝酰铁氰化钠试剂反应） | 反应液呈深红色并渐渐褪去 |
|---|---|
| Raymond 反应（间二硝基苯试剂反应） | 反应液呈蓝紫色 |
| Kedde 反应（3,5－二硝基苯甲酸试剂反应） | 溶液呈红色或紫红色 |
| Baljet 反应（碱性苦味酸试剂反应） | 溶液呈橙色或橙红色 |

### （3）α-去氧糖颜色反应

| Keller-Kiliani（K-K）反应 | 乙酸层显蓝色，界面可显红色、绿色、黄色等，久置转暗色 |
|---|---|
| 呫吨氢醇（Xanthydrol）反应 | 显红色，可用于**定量分析** |
| 对－二甲氨基苯甲醛反应 | 可显灰红色斑点 |
| 过碘酸钠－对硝基苯胺反应 | 喷对硝基苯胺试液，出现深黄色斑点，再喷氢氧化钠甲醇溶液，斑点转为绿色 |

### 3. 水解反应

### （1）酸水解

1）**温和酸水解**：用稀酸在含水醇中经短时间加热回

流，可使Ⅰ型强心苷水解为苷元和糖。

2）强烈酸水解：Ⅱ型和Ⅲ型强心苷中苷元直接相连的均为 α– 羟基糖。但常引起苷元结构的改变，得不到原生苷元。

3）氯化氢 – 丙酮法（Mannich 和 Siewert 法）：可得到原生苷元和糖衍生物。本法适合于多数Ⅱ型强心苷的水解。

（2）酶水解：酶水解有一定的专属性。由于甲型强心苷的强心作用与分子中糖基数目有关，其强心作用的大小为单糖苷 > 二糖苷 > 三糖苷。因此，常利用酶水解使植物体中的原生苷水解成强心作用更强的次生苷。

（3）碱水解：强心苷的苷键不被碱水解。但碱可使强心苷分子中的酰基水解、内酯环裂解、双键移位和苷元异构化等。

**考点 9 ★★★　含三萜皂苷类化合物的常用中药**

| 中药 | 化学结构类型 | 质量控制成分及药理作用 |
|---|---|---|
| 人参 | A 型、B 型的皂苷元属于达玛烷型四环三萜，齐墩果酸型（C 型）皂苷元属于五环三萜 | 人参皂苷。<br>人参皂苷、人参多糖是提高免疫功能的有效成分，人参可双向调节血压 |
| 三七 | 达玛烷型四环三萜 | 人参皂苷 $Rg_1$、人参皂苷 $Rb_1$ 及三七皂苷 $R_1$。<br>三七皂苷可舒张血管，其中对冠状动脉的血管舒张作用最强。<br>三七皂苷 $Rg_1$ 可改善耳郭及脑微循环 |

续表

| 中药 | 化学结构类型 | 质量控制成分及药理作用 |
|------|------------|--------------------|
| 甘草 | 齐墩果酸型五环三萜 | 甘草酸（五环三萜）、甘草苷。<br>甘草解毒作用的有效成分主要为甘草酸和甘草次酸 |
| 黄芪 | 四环三萜及五环三萜 | **黄芪甲苷**、毛蕊异黄酮葡萄糖苷。<br>黄芪多糖和黄芪甲苷可促进机体免疫及骨髓造血 |
| 合欢皮 | 五环三萜类齐墩果烷型 | （−）−丁香树脂酚−4−$O$−$\beta$−$D$−呋喃芹糖基−（1→2）−$\beta$−$D$−吡喃葡萄糖苷。<br>合欢皮有镇静催眠作用。合欢皮乙醇提取物具有良好的体内抗肿瘤活性 |
| 商陆 | 五环三萜类齐墩果烷型 | 商陆皂苷甲（商陆皂苷A）。<br>商陆小剂量利尿，大剂量使尿量减少，利尿对常人效微 |
| 柴胡 | 五环三萜类齐墩果烷衍生物 | 柴胡皂苷a、柴胡皂苷d。<br>柴胡皂苷、皂苷元A和挥发油是解热主要成分，黄酮类成分是利胆的有效成分 |

三萜皂苷化合物**具有溶血性**，不宜采用注射给药。**口服给药**，三萜皂苷类药物因肠道菌群的代谢作用，不存在溶血现象，这也是三萜皂苷类化学成分重要的给药形式。在肠道菌群的作用下，甘草酸在人体中的主要代谢产物为甘草次酸，即甘草酸的苷元，甘草次酸的脂溶性增强，易于吸收，并可透过血脑屏障。

**考点 10 ★★　含甾体皂苷类化合物的常用中药**

| 中药 | 化学结构类型 | 质量控制成分及药理作用 |
|---|---|---|
| 麦冬 | 螺旋甾烷醇型 | 麦冬总皂苷，以**鲁斯可皂苷元**为对照品。<br>麦冬皂苷有显著抗炎作用，鲁斯可皂苷元和麦冬皂苷 D 为其中的两种活性成分 |
| 知母 | 螺甾烷醇类（知母皂苷 A Ⅲ）、异螺甾烷醇类（知母皂苷 Ⅰ）、呋甾烷醇类（知母皂苷 B V） | 知母皂苷 B Ⅱ 和芒果苷。解热的主要有效成分是菝葜皂苷元和知母皂苷，起效慢，作用持久。知母皂苷能抑制 $\alpha$-葡萄糖苷酶 |

**考点 11 ★★★　含强心苷类化合物的常用中药**

| 中药 | 化学结构类型 | 毒性表现 | 主要成分 |
|---|---|---|---|
| 香加皮 | 甲型强心苷 | 心脏毒性反应 | **杠柳毒苷**、杠柳次苷 |
| 罗布麻叶 | | | 毒毛旋花子苷元、加拿大麻苷、毒毛旋花子苷 |

**考点 12 ★★★　含胆汁酸、强心苷成分的常用动物药**

| 中药 | 结构类型 | 主要化学成分 | 质量控制成分 |
|---|---|---|---|
| 牛黄 | 胆汁酸类 | 胆酸、去氧胆酸、石胆酸 | **胆酸和胆红素** |
| 熊胆 | | **牛磺熊去氧胆酸**、鹅去氧胆酸 | |
| 蟾酥 | 强心苷元成分 | 蟾蜍甾二烯类、强心甾烯蟾毒类（二者有强心作用） | **蟾毒灵、华蟾酥毒基、脂蟾毒配基** |

**考点 13 ★　含蜕皮激素类化学成分的中药**

牛膝中蜕皮激素主要为羟基促蜕皮甾酮和牛膝甾酮。《中国药典》以 $\beta-$ 蜕皮甾酮为指标成分进行含量测定。牛膝具有抗凝血、延缓衰老、调脂、增强免疫、抗肿瘤等作用，同时影响生殖系统。

# 第八节　其他化学成分

**考点 1 ★★　有机酸类化合物的结构特点**

有机酸按其结构的特点可分为**芳香族、脂肪族和萜类有机酸**三大类。

桂皮酸类衍生物的基本结构为**苯丙酸**。

**考点 2 ★★★　含有机酸的常用中药**

| 中药 | 化学结构特点 | 药理作用 |
|---|---|---|
| 金银花 | **绿原酸**为一分子咖啡酸与一分子奎宁酸结合而成的酯 | 抗菌、抗病毒（绿原酸、异绿原酸）作用 |
| 当归 | **阿魏酸**（质量控制成分）、香草酸、烟酸和琥珀酸 | 抗贫血，增强免疫，调节血压，降血脂 |
| 丹参 | 脂溶性的二萜醌类化合物和水溶性的酚酸类成分（**丹酚酸 A、B、C**） | 抗心肌缺血、脑缺血，改善微循环等 |
| **马兜铃** | **马兜铃酸** | **肾毒性** |

含有马兜铃酸的中药有**马兜铃、关木通、广防己、细辛、天仙藤、青木香、寻骨风**等。国家食品药品监督管理

部门已经取消了**关木通、广防己、青木香**3味含马兜铃酸中药的药用标准。

### 考点3 ★ 鞣质的基本结构和分类

| 鞣质分类 | | 多元酚类化合物 |
|---|---|---|
| 可水解鞣质 | 没食子酸鞣质 | 水解后可产生没食子酸（或其缩合物）和多元醇 |
| | 逆没食子酸鞣质 | 水解后产生逆没食子酸和糖 |
| 缩合鞣质 | | 基本单元是黄烷-3-醇<br>最常见的是儿茶素 |

### 考点4 ★ 鞣质的理化性质

| 化学反应 | 结果 |
|---|---|
| 与蛋白质作用 | 生成不溶于水的复合物沉淀 |
| 与三氯化铁作用 | 呈蓝黑色或绿黑色<br>通常作为鞣质的**鉴别反应** |
| 与重金属作用 | 鞣质的水溶液能与乙酸铅、乙酸铜、氯化亚锡等重金属盐产生沉淀 |
| 与生物碱作用 | 生成难溶于水的沉淀 |
| 与铁氰化钾的氨溶液作用 | 反应呈深红色，并很快变成棕色 |

### 考点5 ★★★ 除去鞣质的主要方法

冷热处理法；石灰法；铅盐法；明胶法；聚酰胺吸附法；溶剂法。

### 考点6 ★ 五倍子的化学成分

五倍子中的主要有效成分为鞣质，《中国药典》上收载的五倍子鞣质称为**鞣酸**，又叫**单宁酸**。

## 考点 7 ★　蛋白质的主要理化性质

1. 多数可溶于水，不溶于有机溶剂。
2. 发泡性。
3. 加热变性，常用水煮醇沉法除去蛋白质。
4. 双缩脲反应是鉴别蛋白质的常用方法。

## 考点 8 ★★★　其他动物药的化学成分

| 中药 | 结构类型 | 主要化学成分 | 质量控制成分 |
|---|---|---|---|
| 麝香 | | 麝香酮（*L*-3- 甲基十五环酮）、雄甾烷类衍生物 | **麝香酮** |
| 斑蝥 | 单萜类 | **斑蝥素**（有效及毒性成分） | **斑蝥素** |
| 水蛭 | 蛋白质 | **水蛭素** | |

# 第四章 常用中药的鉴别

## 第一节 常用植物类中药的鉴别

### 一、根及根茎类中药

考点1★★★ 根及根茎类中药的性状鉴别特征

| 药用部位 | 双子叶 | 单子叶 |
|---|---|---|
| 根 | 根表面常为栓皮；<br>根有自中心向外的**放射状**结构，木部尤为明显；<br>**形成层环大多明显**，环内的木部较环外的皮部大；<br>**中心常无髓** | 根表面无木栓层而为表皮，有的具较薄的栓化组织；<br>自中心向外无放射状结构；<br>**内皮层环较明显**；<br>**中央有髓** |
| 根茎 | 外表常有木栓层；<br>横切面有**放射状**结构，木部尤为明显；<br>**形成层环明显**；<br>**中央有明显的髓部** | 外表无木栓层或仅具较薄的栓化组织；<br>横切面不呈放射状结构，皮层及中柱均有**维管束小点**散布；<br>通常可见内皮层环纹；<br>**无髓部** |

## 考点 2 ★★★　根及根茎类中药的来源、产地、采收加工及药材、饮片性状鉴别

| 中药 | 来源 | 性状鉴别（个别药物增加粉末显微鉴别） |
|---|---|---|
| 狗脊 ★★★ | 蚌壳蕨科，根茎 | 药材：表面深棕色，残留**金黄色绒毛**。以肥大、质坚实、无空心者为佳。<br>生狗脊片：呈不规则长条形或圆形，近边缘 0.1～0.4cm 处有 **1 条棕黄色隆起**的木质部环纹或条纹 |
| 绵马贯众 ★★★★ | 鳞毛蕨科，根茎和叶柄残基 | 药材呈长倒卵形，略弯曲，表面黄棕色至黑褐色，密被排列整齐的**叶柄残基及鳞片**，并有弯曲的须根，断面略平坦，深绿色至棕色，**有黄白色维管束 5～13 个，环列；叶柄残基断面有黄白色维管束 5～13 个，环列。以叶柄残基断面棕绿色为佳，断面变黑不能药用** |
| 细辛 ★★★★ | 马兜铃科，北细辛、汉城细辛（辽细辛）或华细辛的干燥根和根茎 | 药材北细辛：**常卷曲成团**，根茎表面灰棕色，粗糙，有环形的节；**根细长，密生于节上**，表面灰黄色，断面平坦，黄白色或白色。气辛香，**味辛辣、麻舌** |
| 大黄 ★ | 蓼科，根及根茎 | 药材呈类圆柱形、圆锥形、卵圆形或不规则块片状，表面黄棕色至红棕色，有的可见类白色网状纹理及"**星点**"（异型维管束）散在，断面淡红棕色或黄棕色，**显颗粒性；根木部发达，具放射状纹理，形成层环明显。气清香，味苦而微涩，嚼之粘牙，有沙粒感。**<br>【显微鉴别】草酸钙簇晶大而多，大黄粉末微量升华，可见菱状针晶或羽状结晶 |

续表

| 中药 | 来源 | 性状鉴别（个别药物增加粉末显微鉴别） |
|------|------|----------------------------------------|
| 虎杖 ★ | 蓼科，根茎及根 | 药材多为圆柱形短段或不规则厚片，外皮棕褐色，有纵皱纹及须根痕，**根茎髓中有隔或呈空洞状** |
| 何首乌 ★★★ | 蓼科，块根 | 药材呈团块状或不规则纺锤形，表面红棕色或**红褐色**，皱缩不平，有浅沟，并有横长皮孔样突起及细根痕，切断面浅黄棕色或浅红棕色，**显粉性**，皮部有4～11个类圆形异型维管束环列，形成**云锦状花纹** |
| 牛膝 ★★ | 苋科，根 | 药材呈细长圆柱形，表面灰黄色或淡棕色，有微扭曲的细纵皱纹，质硬脆，易折断，受潮后变软，断面平坦，淡棕色，略呈角质样而油润，中心维管束木质部较大，黄白色，其外周散有多数**黄白色点状异型维管束**，习称"筋脉点"，断续排列成**2～4轮**，气微，味微甜而稍苦涩 |
| 川牛膝 ★★ | 苋科，根 | 药材呈近圆柱形，微扭曲，向下略细或有少数分枝，表面黄棕色或灰褐色，质韧，不易折断，断面浅黄色或棕黄色，**异型维管束点状**，排列成**数轮同心环**，气微，味甜 |
| 商陆 ★ | 商陆科，根 | 药材外皮灰黄色或灰棕色。切面浅黄棕色或黄白色，木部明显，形成数个突起的同心性环轮，习称**"罗盘纹"**，气微，味稍甜，**久嚼麻舌** |

续表

| 中药 | 来源 | 性状鉴别（个别药物增加粉末显微鉴别） |
|---|---|---|
| 银柴胡 ★★ | 石竹科，根 | 药材呈类圆柱形，表面浅棕黄色至浅棕色，有扭曲的纵皱纹及支根痕，多具孔穴状或盘状凹陷，习称"**砂眼**"，根头部略膨大，有密集的呈疣状突起的芽苞、茎或根茎的残基，习称"**珍珠盘**"。以根长均匀、外皮淡棕黄色、断面黄白色、质较疏松者为佳 |
| 太子参 ★★★★ | 石竹科，块根 | 药材呈细长纺锤形或细长条形，表面灰黄色至黄棕色，较光滑，顶端有茎痕，断面较平坦，周边淡黄棕色，中心淡黄白色，角质样 |
| 威灵仙 ★★ | 毛茛科，威灵仙、棉团铁线莲或东北铁线莲的根和根茎 | 药材威灵仙：根茎呈柱状，表面淡棕黄色；顶端残留茎基；下侧着生多数细根。**根呈细长圆柱形**，表面黑褐色，断面皮部较广，木部淡黄色，略呈方形，皮部与木部常有裂隙。根长、皮黑肉白、质坚实、无地上残基为佳 |
| 川乌 ★ | 毛茛科，乌头的母根 | 药材呈不规则圆锥形，中部多向一侧膨大，表面棕褐色或灰棕色，有小瘤状侧根及子根脱离后的痕迹，断面类白色或浅灰黄色，**形成层环纹呈多角形**，气微，味辛辣、麻舌 |
| 草乌 ★ | 毛茛科，块根 | 药材呈不规则长圆锥形，略弯曲，形如**乌鸦头**，顶端一侧有一圆形或扁圆形不定根残基（习称"**钉角**"）。表面灰褐色或黑棕褐色，断面灰白色或暗灰色，有裂隙，**形成层环纹多角形或类圆形**，髓部较大或中空，气微，**味辛辣、麻舌** |

续表

| 中药 | 来源 | 性状鉴别（个别药物增加粉末显微鉴别） |
|------|------|----------------------------------------|
| 附子 ★ | 毛茛科，乌头的子根的加工品 | **药材盐附子**：呈圆锥形，表面灰黑色，**被盐霜**。顶端有凹陷的芽痕，周围有瘤状突起的支根或支根痕，横切面灰褐色，可见充满盐霜的小空隙及多角形形成层环纹。<br>**黑顺片**：外皮黑褐色，切面暗黄色，**油润**具光泽，半透明状，并有纵向导管束。质硬而脆，断面角质样。表面油润光泽为佳。<br>**白附片**：**无外皮**，黄白色，**半透明** |
| 白芍 ★ | 毛茛科，根 | 药材呈圆柱形，表面类白色或淡红棕色，断面较平坦，类白色或略带棕红色，形成层环明显，射线放射状，气微，味微苦、酸。<br>【显微鉴别】糊化淀粉粒团块甚多；草酸钙簇晶存在于薄壁细胞中；纤维长梭形，壁厚，微木化，具大的圆形纹孔 |
| 赤芍 ★★★ | 毛茛科，根 | 药材呈圆柱形，表面棕褐色，粗糙，有纵沟及皱纹，断面粉白色或粉红色，皮部窄，木部放射状纹理明显，有的有裂隙，气微香，味微苦、酸涩。<br>以根粗壮、断面粉白色，粉性大者为佳 |

续表

| 中药 | 来源 | 性状鉴别（个别药物增加粉末显微鉴别） |
|------|------|----------------------------------------|
| 黄连★ | 毛茛科，黄连（味连）、三角叶黄连（雅连）或云连的根茎 | **味连**：多分枝，常弯曲，集聚成簇，**形如鸡爪**，表面灰黄色或黄褐色，粗糙，有不规则结节状隆起、须根及须根残基，有的节间表面平滑如茎秆，习称"过桥"，断面不整齐，皮部橙红色或暗棕色，木部鲜黄色或橙黄色，气微，味极苦。<br>**雅连**：多为单枝，"过桥"较长。<br>**云连**：弯曲呈**钩状**，多为单枝，较细小<br>以上均以粗壮、坚实、断面皮部橙红色、木部鲜黄色或橙黄色者为佳。<br>【显微鉴别】中柱鞘纤维束鲜黄色，纤维壁稍厚，纺锤形或梭形，纹孔明显；鳞叶表皮细胞壁微波状弯曲或作连珠状增厚 |
| 升麻★ | 毛茛科，根茎 | 药材为不规则的长形块状，呈结节状，表面黑褐色或棕褐色，上面有数个圆形空洞的茎基痕，洞内壁显网状沟纹；下面凹凸不平，具须根痕，断面不平坦，有裂隙，纤维性 |
| 防己★★ | 防己科，根 | 药材呈不规则圆柱形、半圆柱形或块状，表面淡灰黄色，在弯曲处常有深陷横沟而成**结节状的瘤块样**，断面平坦，灰白色，富粉性，有排列较稀疏的放射状纹理（**车轮纹**） |
| 北豆根★ | 防己科，蝙蝠葛的根茎 | 药材呈细长圆柱形，弯曲，有分枝，表面黄棕色至暗棕色，多有弯曲的细根，外皮易剥落，断面不整齐，纤维细，木部淡黄色，呈放射状排列，中心有髓，气微，味苦 |

续表

| 中药 | 来源 | 性状鉴别（个别药物增加粉末显微鉴别） |
|------|------|------|
| 山豆根★ | 豆科，越南槐的根及根茎 | 药材根茎呈不规则的结节状，顶端常残存茎基，其下着生根数条。根呈长圆柱形，常有分枝，表面棕色至棕褐色，有不规则的纵皱纹及横长皮孔样突起。断面皮部浅棕色，木部淡黄色。有**豆腥气，味极苦** |
| 延胡索★ | 罂粟科，块茎 | 又称元胡，药材呈**不规则扁球形**，表面黄色或黄褐色，有不规则网状皱纹，顶端有略凹陷的茎痕，底部常有疙瘩状突起，质硬而脆，断面黄色，角质样，有蜡样光泽 |
| 板蓝根★★★ | 十字花科，菘蓝的根 | 药材呈圆柱形，稍扭曲，表面淡灰黄色或淡棕黄色，有纵皱纹、横长皮孔样突起及支根痕，**根头略膨大**，可见暗绿色或暗棕色轮状排列的叶柄残基和密集的疣状突起，**断面皮部黄白色，木部黄色**，气微，味微甜后苦涩 |
| 南板蓝根★★ | 爵床科，马蓝的根茎及根 | 药材根茎呈类圆形，多弯曲，有分枝，表面灰棕色，具细纵纹，**节膨大，节上长有细根或茎残基**，外皮**易剥落，呈灰蓝色**。断面不平坦，皮部灰蓝色，木部灰蓝色至淡黄褐色，**中央有髓**。气微，味淡 |

续表

| 中药 | 来源 | 性状鉴别（个别药物增加粉末显微鉴别） |
|------|------|--------------------------------------|
| 地榆 ★★ | 蔷薇科，根 | 药材地榆：呈不规则纺锤形或圆柱形，稍弯曲，表面灰褐色至暗棕色，具纵皱纹，粗糙。**质硬**，折断面较平坦，略显粉质，皮部淡黄色，木部粉红色或淡黄色，**有放射状纹理**。气微，味微苦而涩。<br>药材绵地榆：根呈长圆柱形，稍弯曲，着生于短粗的根茎上。表面红棕色或棕紫色，有细纵纹。**质坚韧，不易折断，断面黄棕色或红棕色，皮部有多数黄白色或黄棕色绵状纤维**，木部淡黄色，放射状纹理不明显。气微，味微苦涩 |
| 苦参 ★★★ | 豆科，根 | 药材呈长圆柱形，表面灰棕色或棕黄色，具纵皱纹及横长皮孔样突起，外皮薄，多破裂反卷，易剥落，质硬，不易折断，断面纤维性；切面黄白色，有**放射状纹理及裂隙**，有的具异型维管束呈同心性环列或不规则散在。**气微，味极苦** |
| 葛根 ★ | 豆科，**野葛**的根 | 药材呈纵切的**长方形厚片或小方块**，外皮淡棕色至棕色，有纵皱纹，粗糙。切面黄白色至淡黄棕色，**质韧，纤维性强**。气微，味微甜 |
| 粉葛 ★ | 豆科，**甘葛藤的根** | 药材呈圆柱形、类纺锤形或半圆柱形，表面黄白色或淡棕色，未去外皮的呈灰棕色。体重质硬，**富粉性。横切面，可见有纤维形成的浅棕色同心性环纹**，纵切面可见由纤维形成的数条纵纹。气微，味微甜 |

续表

| 中药 | 来源 | 性状鉴别（个别药物增加粉末显微鉴别） |
|------|------|--------------------------------------|
| 甘草 ★★ | 豆科，甘草、胀果甘草或光果甘草的根及根茎 | 药材甘草：根呈圆柱形，外皮松紧不一，**红棕色、暗棕色或灰褐色**，有显著的纵皱纹、沟纹、皮孔及稀疏的细根痕。质坚实而重，**断面略显纤维性、黄白色，有粉性**，形成层环明显，**射线放射状**，有的有裂隙，显"**菊心**"，气微，**味甜而特殊**。【显微鉴别】纤维成束，壁厚，微木化，周围薄壁细胞含草酸钙方晶，形成晶纤维。草酸钙方晶多见。木栓细胞红棕色，多角形，微木化。具缘纹孔导管较大 |
| 黄芪 ★ | 豆科，蒙古黄芪或膜荚黄芪的根 | 药材呈圆柱形，表面淡棕黄色或淡棕褐色，**质硬而韧，不易折断**，**断面纤维性强**，并显粉性，**皮部黄白色**，木部淡黄色，具放射状纹理及裂隙，显"**菊花心**"。老根中心偶呈枯朽状，黑褐色或呈空洞。气微，味微甜，嚼之微有**豆腥味**。【显微鉴别】纤维成束或散离，壁厚，表面有纵裂纹，初生壁常与次生壁分离，两端断裂成帚状或较平截；具缘纹孔导管无色或橙黄色，具缘纹孔排列紧密。木栓细胞表面观为类多角形或类方形，垂周壁薄，有的呈细波状弯曲 |
| 远志 ★ | 远志科，根 | 药材呈圆柱形，略弯曲，**表面灰黄色至灰棕色**，有较密并深陷的横皱纹、纵皱纹及裂纹，略呈结节状。质硬而脆，易折断，**断面皮部棕黄色**，未去净者**木部黄白色**，**皮部易与木部剥离**。气微，味苦、微辛，**嚼之有刺喉感** |

续表

| 中药 | 来源 | 性状鉴别（个别药物增加粉末显微鉴别） |
|------|------|--------------------------------------|
| 人参★ | 五加科，根和根茎 | 栽培者为"**园参**"；播种在山林野生状态下自然生长的称"林下山参"，习称"**籽海**"。**药材主根呈纺锤形或圆柱形**，表面灰黄色，上部或全体有疏浅断续的粗横纹及明显纵皱纹，下部有支根2～3条，并着生多数细长的须根。根茎（芦头）多拘挛而弯曲，具不定根（艼）和稀疏的凹窝状茎痕（芦碗）。质较硬，断面淡黄白色，显粉性，形成层环纹棕黄色，皮部有黄棕色的点状树脂道及放射状裂隙。香气特异，味微苦、甘。<br>【显微鉴别】树脂道碎片易见，含黄色块状分泌物。草酸钙簇晶棱角尖锐。木栓细胞表面观为类方形或多角形，壁细波状弯曲 |
| 红参★ | 五加科，人参的栽培品经蒸制后的根和根茎 | 药材主根呈纺锤形、圆柱或扁方柱形，**表面半透明，红棕色**，具有纵沟、皱纹及细根痕；上部有时具**断续的不明显环纹**；下部有2～3条扭曲交叉的**支根**，根茎（芦头）上有数个凹窝状茎痕（芦碗），有的带有1～2条完整或折断的不定根（艼）。质硬而脆，**断面平坦，角质样**。气微香而特异，味甘、微苦 |

续表

| 中药 | 来源 | 性状鉴别（个别药物增加粉末显微鉴别） |
|---|---|---|
| 西洋参 ★ | 五加科，根 | 药材呈**纺锤形、圆柱形或圆锥形**，主根中下部有一至数条侧根，多已折断。有的上端有根茎（**芦头**），环节明显，茎痕（**芦碗**）圆形或半圆形，具不定根（**芍**）或已折断。体重，质坚实，不易折断，断面平坦，浅黄白色，略显粉性；**皮部可见黄棕色点状树脂道，形成层环纹棕黄色，木部略呈放射状纹理**。气微而特异，味微苦、甘 |
| 三七 ★ | 五加科，根和根茎 | 主根习称"**三七**"，支根习称"**筋条**"，根茎习称"**剪口**"，须根习称"**绒根**"。药材主根呈**类圆锥形或圆柱形，表面灰褐色或灰黄色**，顶端有茎痕，周围有瘤状突起。体重，质坚实，**断面灰绿色、黄绿色或灰白色，木部微呈放射状排列**。气微，味苦回甜 |
| 白芷 ★ ★★ ★ | 伞形科，根 "禹白芷" "祁白芷" "杭白芷" "川白芷" | 药材**长圆锥形**，顶端有凹陷的茎痕，根头部钝四棱形或近圆形；**表面灰黄色至黄棕色**，具纵皱纹、支根痕及皮孔样横向突起，习称"**疙瘩丁**"，散生或排列成四纵行。质坚实，**断面白色或灰白色，显粉性**，皮部散有多数**棕色油点，形成层环棕色**，近方形或近圆形。**气芳香**，味辛、微苦 |

续表

| 中药 | 来源 | 性状鉴别（个别药物增加粉末显微鉴别） |
|---|---|---|
| 当归 ★ | 伞形科，根主产于甘肃岷县 | 药材略呈圆柱形，下部有支根3～5条或更多，**表面浅棕色至棕褐色**，具纵皱纹及横长皮孔样突起。根头（**归头**）**具环纹**，上端圆钝，或具数个明显突出的**根茎痕**；**主根（归身）表面凹凸不平**；支根（归尾）上粗下细，多扭曲，有少数须根痕。**质柔韧**，断面黄白色或淡黄棕色，**皮部厚**，有裂隙及多数**棕色点状分泌腔**，木部色较淡，形成层环黄棕色。**有浓郁的香气**，味甘、辛、微苦。柴性大、干枯无油或断面呈绿褐色者不可供药用。<br>【显微鉴别】韧皮薄壁细胞纺锤形，壁略厚，表面有极微细的斜向交错纹理。有时可见菲薄的横隔。梯纹导管和网状导管多见，有时可见油室碎片 |
| 羌活 ★★ | 伞形科，根茎及根 | 药材羌活：为圆柱状略弯曲的根茎，顶端具茎痕。**表面棕褐色至黑褐色**，外皮脱落处呈黄色。节间缩短，呈紧密隆起的环状，形似蚕，习称"**蚕羌**"；节间延长，形如竹节状，习称"**竹节羌**"。节上有多数点状或瘤状突起的根痕及棕色**破碎鳞片**。体轻，质脆，易折断，**断面不平整**，有多数裂隙，**皮部黄棕色至暗棕色**，油润，有棕色油点，**木部黄白色**，射线明显，**髓部黄色至黄棕色**。气香，味微苦而辛。以条粗壮、**有隆起曲折环纹**、断面质紧密、**朱砂点多**、香气浓郁者为佳 |

续表

| 中药 | 来源 | 性状鉴别（个别药物增加粉末显微鉴别） |
|------|------|----------------------------------------|
| 川芎 ★★ | 伞形科，根茎 | 药材呈**不规则结节状拳形团块**，表面黄褐色或褐色，粗糙皱缩，有**多数平行隆起的轮节**，下侧及轮节上有多数**小瘤状根痕**。质坚实，不易折断，**断面黄白色或灰黄色**，可见**波状环纹（形成层）**及错综纹理，散有**黄棕色小油点（油室）**。气浓香，味苦、辛，**稍有麻舌感、微回甜**。<br>饮片：纵切片边缘不整齐，呈蝴蝶状，习称"蝴蝶片" |
| 藁本 ★ | 伞形科，根茎及根 | 药材藁本：根茎呈不规则**结节状圆柱形**，稍扭曲，**有分枝**，表面棕褐色或暗棕色，粗糙，有纵皱纹，上侧残留数个凹陷的圆形茎基，下侧有多数点状突起的根痕及残根。体轻，质较硬，易折断，**断面黄色或黄白色**，纤维状，**气浓香，味辛、苦、微麻** |
| 防风 ★★ | 伞形科，根习称"关防风" | 药材呈长圆锥形或长圆柱形，根头部有明显密集的环纹，习称"**蚯蚓头**"，环纹上有的有棕褐色**毛状残存叶基**。表面灰棕色或棕褐色，粗糙，有纵皱纹、多数横长皮孔及点状突起细根痕。体轻，质松，易折断，**断面不平坦**，皮部棕黄色至棕色，有裂隙，散生黄棕色**油点**，木质部浅黄色，**气特异，味微甘** |

续表

| 中药 | 来源 | 性状鉴别（个别药物增加粉末显微鉴别） |
|---|---|---|
| 柴胡★ | 伞形科，柴胡或狭叶柴胡的根<br>柴胡习称"北柴胡"，狭叶柴胡习称"南柴胡" | 药材北柴胡：呈圆柱形或长圆锥形，根头膨大，顶端有3～15个残留的茎基或短纤维状的叶基，下部分枝。**表面黑褐色或浅棕色**，具纵皱纹，支根痕及皮孔。质硬而韧，不易折断，**断面呈片状纤维性**，皮部浅棕色，木部黄白色。气微香，味微苦。<br>药材南柴胡：**根较细，圆锥形**，顶端有多数细毛状枯叶纤维，下部多不分枝或稍分枝。**表面红棕色或黑棕色**，靠近根头处多具细密环纹。质稍软，易折断，断面略平坦，不显纤维性。**具败油气** |
| 北沙参★ | 伞形科，根 | 药材呈细长圆柱形，表面淡黄白色，略粗糙。不去外皮的表面黄棕色，全体有**细纵皱纹及纵沟**，并有棕黄色点状细根痕；顶端常留有黄棕色根茎残基；**上端稍细，中部略粗，下部渐细**。质脆，易折断，**断面皮部浅黄白色，木部黄色**。气特异，味微甘 |
| 龙胆★ | 龙胆科，条叶龙胆、龙胆、三花龙胆或坚龙胆的根及根茎。前三种习称"龙胆"，后一种习称"坚龙胆" | 药材龙胆：**根茎呈不规则块状**，表面暗灰棕色或深棕色，上端有茎痕或残留茎基，周围和下端着生多数细长的根。**根圆柱形，略扭曲；表面淡黄色或黄棕色**，上部多有显著的横皱纹，下部较细，有纵皱纹及支根痕。质脆，易折断，**断面略平坦，皮部黄白色或淡黄棕色，木部色较浅，呈点状环列**。气微，味甚苦 |

续表

| 中药 | 来源 | 性状鉴别（个别药物增加粉末显微鉴别） |
|------|------|--------------------------------------|
| 秦艽★ | 龙胆科，根（"发汗"） | 药材秦艽：呈类圆柱形，上粗下细，扭曲不直，表面黄棕色或灰黄色，**有纵向或扭曲的纵皱纹**，顶端有残存的茎基及纤维状叶鞘。质硬而脆，易折断，切断面略显油性，皮部黄色或棕黄色，木部黄色。气特异，味苦、微涩。<br>药材麻花艽：呈类圆锥形，多由数个小根纠聚而膨大。表面棕褐色，**粗糙**，有裂隙呈网状孔纹。质松脆，易折断，断面多呈枯朽状。<br>药材小秦艽：呈类圆锥形或圆柱形，表面棕黄色。主根通常1个，残存茎基有纤维状叶鞘，下部多分枝。断面黄白色 |
| 徐长卿★ | 萝摩科，根及根茎 | 药材根茎呈不规则柱状，有盘节，有的顶端带有残茎，细圆柱形，断面中空；**根茎节处周围着生多数细长的根。根呈细长圆柱形**，弯曲，表面淡黄白色至淡棕黄色或棕色；具微细的纵皱纹，并有纤细的须根。质脆，易折断，**断面粉性**，切断面皮部类白色或黄白色，形成层环淡棕色，**木部细小**。气香（含丹皮酚），味微辛凉 |
| 白前★ | 萝摩科，根茎和根 | 药材柳叶白前：根茎呈细长圆柱形，有分枝，稍弯曲。**表面黄白色或黄棕色，节明显**，顶端有残茎。质脆，断面中空，习称**"鹅管白前"**。节处簇生纤细弯曲的根，有多次分枝呈毛须状，常**盘曲成团**。气微，味微甜 |

续表

| 中药 | 来源 | 性状鉴别（个别药物增加粉末显微鉴别） |
|---|---|---|
| 白薇 ★★ | 萝摩科，根及根茎 | 药材根茎粗短，有结节，多弯曲。上面有圆形的茎痕，下面及两侧簇生多数**细长的根，表面棕黄色**。质脆，易折断，**断面皮部黄白色，木部黄色**。气微，味微苦 |
| 紫草 ★ | 紫草科，根 | 药材新疆紫草（软紫草）：呈**不规则的长圆柱形，多扭曲，表面紫红色或紫褐色，皮部疏松**，呈条形片状，常 10 余层重叠，易剥落。顶端有的可见分歧的茎残基。体轻，**质松软，易折断，断面不整齐，木部较小，黄白色或黄色**。气特异，味微苦、涩。<br>药材内蒙紫草：呈圆锥形或圆柱形，扭曲。根头部略粗大，顶端有残茎 1 个或多个，被短硬毛。**表面紫红色或暗紫色**，皮部略薄，常数层相叠，易剥离。**质硬而脆，易折断**，断面较整齐，皮部紫红色，木部较小，黄白色。气特异，味涩 |
| 丹参 ★ | 唇形科，根及根茎（以四川栽培品产量最大，习称"川丹参"） | 药材根茎粗短，顶端有时残留茎基。**根数条，长圆柱形，略弯曲，表面棕红色或暗棕红色**，粗糙，具纵皱纹。老根外皮疏松，多显紫棕色，常呈鳞片状剥落。质硬而脆，**断面疏松**，有裂隙或略平整而致密，**皮部棕红色，木部灰黄色或紫褐色，导管束黄白色**，呈放射状排列。气微，味微苦涩。条粗壮、紫红为佳 |

续表

| 中药 | 来源 | 性状鉴别（个别药物增加粉末显微鉴别） |
|------|------|--------------------------------------|
| 黄芩★ | 唇形科，根 | 野生品：呈**圆锥形**，扭曲，表面棕黄色或深黄色，有稀疏的**疣状细根痕**，上部较粗糙，有扭曲的纵皱纹或不规则的网纹，下部有顺纹和细皱纹。质硬而脆，易折断，**断面黄色，中心红棕色**；老根中心呈**枯朽状或中空**，暗棕色或棕黑色。**气微，味苦**。【显微鉴别】韧皮纤维多单个散在，淡黄色，梭形，壁厚，孔沟细。石细胞类圆形、类方形或长方形，壁较厚或甚厚。木薄壁细胞纺锤形，有的中部具横隔，木纤维多碎断，有稀疏斜纹孔 |
| 玄参★ | 玄参科，根（"发汗"） | 药材呈**类圆柱形**，中部略粗或上粗下细，有的微弯曲，**表面灰黄色或灰褐色**，有不规则的纵沟、横长皮孔样突起及稀疏的横裂纹和须根痕。质坚实，不易折断，**断面黑色**，微有光泽。**气特异似焦糖**，味甘、微苦 |

续表

| 中药 | 来源 | 性状鉴别（个别药物增加粉末显微鉴别） |
|---|---|---|
| 地黄 ★ | 玄参科，新鲜或干燥块根 | 药材鲜地黄：呈纺锤形或条状，外皮薄，**表面浅红黄色**，具弯曲的纵皱纹、芽痕、横长皮孔样突起及不规则瘢痕。肉质，易断，断面皮部淡黄白色，可见**橘红色油点**，木部黄白色，导管呈放射状排列。气微，味微甜、微苦。<br>生地黄：多呈不规则的**团块状或长圆形**，中间膨大，两端稍细，有的细小，长条形，稍扁而扭曲，**表面棕黑色或棕灰色**，**极皱缩**，具不规则横曲纹。体重，质较软而韧，不易折断，**断面棕黄色至黑色或乌黑色**，**有光泽，具黏性**。气微，味微甜。<br>饮片**生地黄**：呈类圆形或不规则的厚片。<br>饮片**熟地黄**：为不规则的块片、碎块，大小、厚薄不一。表面**乌黑色，有光泽，黏性大**。**质柔软而带韧性**，不易折断，断面乌黑色，有光泽。气微，味甜。<br>【显微鉴别】薄壁组织灰棕色至黑棕色，细胞多皱缩，**内含棕色核状物**。分泌细胞内**含橙黄色或橙红色油滴状物**。具缘纹孔导管和网状导管 |
| 胡黄连 ★ | 玄参科，根茎 | 药材呈圆柱形，略弯曲，偶有分枝，**表面灰棕色至暗棕色**，粗糙，有较密的**环状节**，具稍隆起的芽痕或根痕，上端密被暗棕色鳞片状的叶柄残基。体轻，质硬而脆，易折断，**断面略平坦**，淡棕色至暗棕色，木部有 **4～10 个类白色点状维管束排列成环**。气微，**味极苦** |

续表

| 中药 | 来源 | 性状鉴别（个别药物增加粉末显微鉴别） |
|------|------|--------------------------------------|
| 巴戟天 ★★ | 茜草科，根 | 药材为扁圆柱形，略弯曲，长短不等，表面灰黄色或暗灰色，具纵纹及横裂纹，**有的皮部横向断离露出木部，形似连珠**。质坚韧，断面**皮部厚，紫色或淡紫色**，易与木部剥离；**木部坚硬，黄棕色或黄白色**，气微，味甘而微涩。以粗壮、断面紫色者为佳 |
| 茜草 ★ | 茜草，根及根茎 | 药材**根茎呈结节状，丛生粗细不等的根。根呈圆柱形略弯曲或扭曲；表面红棕色或暗棕色**，具细纵皱纹及少数细根痕；皮部易剥落，露出黄红色木部。质脆，易折断，断面平坦，皮部狭，紫红色，木部宽广，浅黄红色，导管孔多数。气微，味微苦，**久嚼刺舌** |
| 续断 ★ | 川续断科，根（"发汗"） | 药材呈**长圆柱形，略扁**。表面灰褐色或黄褐色，有稍扭曲或明显扭曲的纵皱及沟纹。质软，久置后变硬，易折断，断面不平坦，皮部墨绿色或棕色，横切面外缘褐色或淡褐色，木部黄褐色，导管束呈放射状排列。气微香，味苦、微甜而后涩 |
| 天花粉 ★ | 葫芦科，根 | 药材呈不规则**圆柱形、纺锤形或瓣块状，表面黄白色或淡棕黄色**，有纵皱纹、细根痕及略凹陷的横长的皮孔。质坚实，**断面白色或淡黄色，富粉性**，横切面可见**黄色小孔（导管），略呈放射状**排列，纵切面可见黄色条纹状木质部。气微，味微苦。**饮片为类圆形、半圆形或不规则形厚片**。切面可见黄色木质部小孔，略呈放射状排列 |

续表

| 中药 | 来源 | 性状鉴别（个别药物增加粉末显微鉴别） |
|------|------|------------------------------------|
| 桔梗 ★ | 桔梗科，根 | 药材呈圆柱形或略呈纺锤形，下部渐细，有的有分枝，略扭曲。**表面淡黄色至黄色**，具纵扭皱沟，并有横长的皮孔样斑痕及支根痕，上部有横纹。质脆，断面不平坦，**横切面可见放射状裂隙，皮部黄白色，形成层环棕色，木部淡黄色**。气微，味微甜后苦 |
| 党参 ★★ | 桔梗科，根 | 药材党参：呈**长圆柱形**，稍弯曲，**表面灰黄色、黄棕色至灰棕色**，根头部有多数疣状突起的茎痕及芽（"狮子头"）；根头下有致密的环状横纹；全体有纵皱纹及散在的横长皮孔样突起，支根断落处常有黑褐色胶状物。质稍柔软或稍硬而略带韧性，**断面稍平坦，有裂隙或放射状纹理**，皮部淡棕黄色至黄棕色，木部淡黄色至黄色。有**特殊香气**，味微甜。<br>【显微鉴别】联结乳管含淡黄色细小颗粒状物；石细胞斜方形、长方形或多角形，一端稍尖，壁较厚，纹孔稀疏。有菊糖，水合氯醛装片不加热，菊糖结晶呈扇形 |
| 南沙参 ★★ | 桔梗科，根 | 药材呈圆锥形或圆柱形，略弯曲，**表面黄白色或淡棕黄色**，凹陷处常有残留粗皮，上部多有深陷横纹，呈断续的环状，下部有纵纹及纵沟。顶端具1或2个根茎。体轻，**质松泡，易折断，断面不平坦，黄白色，多裂隙**。气微，味微甘 |

续表

| 中药 | 来源 | 性状鉴别（个别药物增加粉末显微鉴别） |
|------|------|--------------------------------------|
| 木香 ★ | 菊科，木香的根 | 药材呈圆柱形或半圆柱形，**表面黄棕色至灰褐色**，有明显的皱纹、纵沟及侧根痕。质坚，不易折断，**断面灰褐色至暗褐色，周边灰黄色或浅棕黄色**，形成层环棕色，有放射状纹理及散在的**褐色点状油室。气香特异**，味微苦。以质坚实，香气浓，油性大者为佳。<br>饮片木香：呈类圆形或不规则的厚片，切面中部有**明显菊花心状**的放射纹理 |
| 川木香 ★ | 菊科，川木香或灰毛川木香的根 | 药材呈圆柱形或有纵槽的半圆柱形，稍弯曲，表面黄褐色或棕褐色，具纵皱纹，外皮脱落处可见**丝瓜络状细筋脉**；根头偶有黑色发黏的胶状物，习称"**油头**"。体较轻，质硬脆，易折断，**断面黄白色或黄色，有深黄色稀疏油点及裂隙**，木部宽广，有放射状纹理；有的中心呈枯朽状。气微香，味苦，**嚼之粘牙**。<br>饮片川木香：呈类圆形切片，切面木部**显菊花心状**的放射纹理，形成层环明显 |

续表

| 中药 | 来源 | 性状鉴别（个别药物增加粉末显微鉴别） |
|------|------|--------------------------------------|
| 白术 ★ | 菊科，根茎 | 药材呈**不规则肥厚团块**，表面灰黄色或灰棕色，**有瘤状突起**。质坚硬，不易折断，断面不平坦，黄白色至淡棕色，有棕黄色的点状油室散在，烘干者断面角质样，色较深或有裂隙。气清香，味甘、微辛，嚼之略带黏性。<br>饮片白术：**呈不规则厚片**。切面木部具放射状纹理。质坚实。<br>【显微鉴别】草酸钙针晶细小，不规则地充塞于薄壁细胞中。纤维**长梭形**，大多成束，壁甚厚，**木化、孔沟明显**。石细胞淡黄色，类圆形、多角形、长方形或少数纺锤形。**薄壁细胞含菊糖**，表面显放射状纹理 |
| 苍术 ★ | 菊科，根茎 | 药材茅苍术：**呈不规则连珠状或结节状圆柱形**，略弯曲，表面灰棕色。质坚实，**断面黄白色或灰白色**，散有多数橙黄色或棕红色油点（油室），**习称"朱砂点"**（多者为佳），暴露稍久，可析出白色细针状结晶。气香特异，味微甘、辛、苦。<br>药材北苍术：呈**疙瘩块状或结节状圆柱形**，表面黑棕色，质较疏松，断面散有黄棕色油点（油室）。香气较淡，味辛、苦。<br>饮片苍术：呈不规则类圆形或条形厚片，外表皮灰棕色至黄棕色，有皱纹，切面黄白色或灰白色，散有多数橙黄色或棕红色油点（油室），**习称"朱砂点"**，有的可析出白色细针状结晶 |

续表

| 中药 | 来源 | 性状鉴别（个别药物增加粉末显微鉴别） |
|------|------|--------------------------------------|
| 紫菀 ★★ | 菊科，根及根茎 | 药材根茎呈不规则块状，大小不一，顶端有茎、叶的残基，质稍硬。根茎簇生多数细根，**多编成辫状**；表面紫红色或灰红色，有纵皱纹。质较柔韧。气微香，味甜、微苦 |
| 三棱 ★ | 黑三棱科，块茎 药材商品称"荆三棱" | 药材呈圆锥形，略扁。表面黄白色或灰黄色，有刀削痕，须根痕小点状，略呈横向环状排列。体重，质坚实。气微，味淡，**嚼之微有麻辣感** |
| 泽泻 ★★ | 泽泻科，块茎 | 药材呈类球形、椭圆形或卵圆形，表面淡黄色至淡黄棕色，有不规则的横向环状浅沟纹和多数细小突起的须根痕，底部有的**有瘤状芽痕**。质坚实，**断面黄白色，粉性**，有多数细孔。气微，味微苦。<br>饮片泽泻：为圆形或椭圆形厚片，外表皮淡黄色至淡黄棕色，可见细小突起的须根痕。切面黄白色至淡黄色，**粉性**，有多数细孔，气微，味微苦。习惯认为福建泽泻质较佳 |
| 香附 ★ | 莎草科，根茎 | 药材多呈纺锤形，有的略弯曲，**表面棕褐色或黑褐色**，有纵皱纹，并有 6～10 个略**隆起的环节**，节上有未除净的棕色毛须及须根断痕。质硬，**经蒸煮者断面黄棕色或红棕色，角质样**；生晒者断面白而显**粉性**，内皮层环纹明显，**中柱色较深**，点状维管束散在。气香，味微苦 |

续表

| 中药 | 来源 | 性状鉴别（个别药物增加粉末显微鉴别） |
|------|------|--------------------------------------|
| 天南星 ★ | 天南星科，块茎 | 药材呈扁球形，高 1～2cm，直径 1.5～6.5cm。表面类白色或淡棕色，较光滑，顶端有凹陷的茎痕，周围有麻点状根痕。质坚硬，不易破碎，断面不平坦，色白，粉性。气微辛，味麻辣 |
| 半夏 ★ | 天南星科，块茎 | 药材呈类球形，有的稍偏斜，直径 0.7～1.6cm。表面白色或浅黄色，顶端有凹陷的茎痕，周围密布麻点状根痕，下面钝圆，较光滑。质坚实，断面洁白，富粉性。气微，味辛辣、麻舌而刺喉 |
| 石菖蒲 ★★ | 天南星科，根茎 | 药材呈扁圆柱形，多弯曲，常有分枝。表面棕褐色或灰棕色，粗糙，有疏密不均的环节，具细纵纹，一面残留须根或圆点状根痕，叶痕呈三角形，左右交互排列。质硬，断面纤维性，类白色或微红色，内皮层环纹明显，并可见多数维管束小点及棕色油点。气芳香，味苦、微辛 |
| 百部 ★ | 百部科，直立百部、蔓生百部或对叶百部的块根 | 药材直立百部：呈纺锤形，上端较细长，皱缩弯曲，表面黄白色或淡棕黄色，有不规则深纵沟，间或有横皱纹。质脆，易折断，断面平坦，角质样，淡黄棕色或黄白色，皮部较宽，中柱扁缩。气微，味甘、苦。<br>药材蔓生百部：两端稍狭细，表面多不规则皱褶及横皱纹。<br>药材对叶百部：呈长纺锤形或长条形，表面浅黄棕色至灰棕色，具浅纵皱纹或不规则纵槽。质坚实，断面黄白色至暗棕色，中柱较大，髓部类白色 |

续表

| 中药 | 来源 | 性状鉴别（个别药物增加粉末显微鉴别） |
|------|------|--------------------------------------|
| 川贝母★★ | 百合科，鳞茎 | 按药材性状不同分别习称"松贝""青贝""炉贝"和栽培品。<br>松贝：呈类圆锥形或近球形，表面类白色。外层鳞叶2瓣，**大小悬殊**，大瓣紧抱小瓣，未抱部分呈新月形，习称"**怀中抱月**"；**顶部闭合**，先端钝圆或稍尖，底部平，微凹入，中心有1灰褐色的鳞茎盘。质硬而脆，断面白色，**富粉性**。气微，味微苦。<br>青贝：呈类扁球形，外层鳞叶2瓣，**大小相近**，相对抱合，**顶端开裂**。<br>炉贝：呈长圆锥形，表面类白色或浅棕黄色，有的具棕色斑点。外层鳞叶2瓣，大小相近，相对抱合，**顶端开裂而略尖**，基部稍尖或较钝。镜下淀粉粒广卵形、贝壳形、肾形或椭圆形，脐点人字形、星状或点状，层纹明显。<br>【松贝、青贝及栽培品显微鉴别】淀粉粒甚多，广卵形、长圆形或不规则圆形，有的边缘不平整或略作分枝状，脐点短缝状、点状、人字状或马蹄状，层纹隐约可见。表皮细胞类长方形，垂周壁微波状弯曲，偶见不定式气孔，圆形或扁圆形 |

续表

| 中药 | 来源 | 性状鉴别（个别药物增加粉末显微鉴别） |
|------|------|--------------------------------------|
| 浙贝母★★ | 百合科，鳞茎 | 大小分开，大者除去芯芽，习称"**大贝**"；小者不去芯芽，习称"**珠贝**"。<br>**药材大贝**：为鳞茎外层**单瓣鳞叶，略呈新月形**，直径 2～3.5cm。外表面类白色至淡黄色，内表面白色或淡棕色，被有白色粉末。质硬而脆，易折断，断面白色至黄白色，富粉性。气微，味微苦。<br>**药材珠贝**：为**完整的鳞茎**，呈扁圆形，直径 1～2.5cm。表面黄棕色至黄褐色，有不规则的皱纹；或表面类白色至淡黄色，较光滑或被有白色粉末。质硬，不易折断，断面淡黄色或类白色，略带角质状或粉性；外层鳞叶 **2 瓣**，肥厚，**略呈肾形**，互相抱合，内有小鳞叶 2～3 枚及干缩的残茎。<br>【显微鉴别】淀粉粒甚多，单粒卵形、广卵形，脐点点状、人字状或马蹄状，位于较小端，层纹不明显。表皮细胞类多角形或长方形，**垂周壁连珠状增厚**；气孔扁圆形，**副卫细胞 4～5 个**。草酸钙结晶细小，多呈颗粒状，有的呈棱形、方形或细杆状 |

续表

| 中药 | 来源 | 性状鉴别（个别药物增加粉末显微鉴别） |
|------|------|--------------------------------------|
| 黄精 ★ | 百合科，根茎<br>按药材形状不同，习称"大黄精""鸡头黄精""姜形黄精" | 药材大黄精：呈肥厚肉质的**结节块状**，表面淡黄色至黄棕色，具环节，有皱纹及须根痕，结节上侧茎痕呈圆盘状，周围凹入，中部突出。质硬而韧，不易折断，**断面角质，淡黄色至黄棕色**。气微，味甜，嚼之**有黏性**。<br>**鸡头黄精**：呈**结节状**弯柱形，略呈圆锥形，常有分枝。表面黄白色或灰黄色，半透明，**有纵皱纹，茎痕圆形**。<br>**姜形黄精**：呈**长条结节块状**，长短不等，常数个块状结节相连。表面灰黄或黄褐色，粗糙，结节上侧有突出的圆盘状茎痕<br>味苦者不可药用 |
| 玉竹 ★ | 百合科，根茎 | 药材呈**长圆柱形**，略扁，少有分枝，**表面黄白色或淡黄棕色**，半透明，**具纵皱纹和微隆起的环节**，有白色圆点状须根痕和圆盘状茎痕。质硬而脆或稍软，易折断，**断面角质样或显颗粒性**。气微，味甘，嚼之**发黏** |
| 重楼 ★★★ | 百合科，根茎 | 药材呈**结节状扁圆柱形**，略弯曲，表面黄棕色或灰棕色，外皮脱落处呈黄白色；密具层状突起的粗环纹，一面结节明显，结节上具椭圆形凹陷茎痕，另一面有疏生的须根或疣状须根痕。顶端具鳞叶及茎的残基。质坚实，**断面平坦，白色至浅棕色，粉性或角质样**。气微，味微苦、麻 |

续表

| 中药 | 来源 | 性状鉴别（个别药物增加粉末显微鉴别） |
|------|------|-----------------------------------|
| 土茯苓 ★ | 百合科，根茎 | 药材略呈圆柱形，稍扁或呈不规则条块，有结节状隆起，表面黄棕色或灰褐色，凹凸不平，质坚硬。切片呈长圆形或不规则形，边缘不整齐，**切面类白色至淡红棕色，粉性，可见点状维管束及多数小亮点；质略韧，折断时有粉尘飞扬，以水湿润后有黏滑感**。气微，味微甘、涩 |
| 天冬 ★★ | 百合科，块根 | 药材呈**长纺锤形**，略弯曲，表面黄白色至淡黄棕色，**半透明**，光滑或具深浅不等的纵皱纹，质硬或柔润，有黏性，**断面角质样，中柱黄白色**。气微，味甜、微苦 |
| 麦冬 ★★ | 百合科，块根（杭麦冬、川麦冬） | 药材呈**纺锤形，两端略尖**。表面淡黄色或黄白色，有细纵皱纹。质柔韧，**断面黄白色**，半透明，**中柱细小。气微香**，味甘、微苦 |
| 山麦冬 ★ | 百合科，块根 | 药材湖北麦冬：呈纺锤形，两端略尖，表面淡黄色至棕黄色，**具不规则纵皱纹**。质柔软，干后质硬脆，**易折断**，断面淡黄色至棕黄色，角质样，中柱细小。**气微，味甜**，嚼之发黏 |

续表

| 中药 | 来源 | 性状鉴别（个别药物增加粉末显微鉴别） |
|---|---|---|
| 知母★★ | 百合科，根茎（习称"毛知母"、知母肉又称"光知母"） | 药材毛知母：呈长条状，微弯曲，略扁，一端有浅黄色的茎叶残痕。表面黄棕色至棕色，上面有一凹沟，具紧密排列的环状节，节上密生黄棕色的残存叶基，下面隆起略皱缩，并有凹陷或突起的点状根痕。质硬，易折断，断面黄白色。气微，味微甜、略苦，嚼之带黏性。<br>饮片知母：呈不规则类圆形的厚片。外表皮黄棕色或棕色，可见少量残存的黄棕色叶基纤维或凹陷或突起的点状根痕，切面黄白色至黄色。气微，味微甜、略苦，嚼之带黏性 |
| 山药★ | 薯蓣科，根茎（毛山药、光山药） | 药材毛山药：略呈圆柱形，弯曲而稍扁，表面黄白色或淡黄色，有纵沟、纵皱纹及须根痕，偶有浅棕色的外皮残留。体重，质坚实，不易折断，断面白色，粉性。气微，味淡，微酸，嚼之发黏。<br>光山药：呈圆柱形，两端平齐，表面光滑，白色或黄白色。<br>饮片山药：为类圆形、椭圆形或不规则形的厚片，表面类白色或淡黄白色。质脆，易折断，断面类白色，富粉性。<br>【显微鉴别】草酸钙针晶束存在于黏液细胞中。淀粉粒单粒扁卵形、类圆形、三角状卵形或矩圆形，脐点短缝状或人字状 |

续表

| 中药 | 来源 | 性状鉴别（个别药物增加粉末显微鉴别） |
|---|---|---|
| 射干★ | 鸢尾科，根茎 | 药材呈**不规则的结节状**，表面黄褐色、棕褐色或黑褐色，皱缩，有较密的环纹。上面有数个圆盘状凹陷的茎痕，下面有残留的细根及根痕。质硬，**断面黄色，颗粒性**。气微，味苦、微辛。<br>饮片呈不规则形或长条形的薄片。切面具散在小筋脉点或筋脉纹，有的可见环纹 |
| 天麻★★ | 兰科，块茎 | **立冬后至次年清明前采挖，除去地上苗茎，立即洗净，蒸至透心，敞开低温干燥。**<br>药材呈**椭圆形或长条形，略扁**，皱缩而稍弯曲，**表面黄白色至淡黄棕色**，有纵皱纹及由点状突起（潜伏芽）排列而成的**横环纹多轮**，顶端有红棕色至深棕色鹦嘴状的**芽苞**或残留茎基，底部有圆脐形疤痕。质坚硬，不易折断，断面较平坦，黄白色至淡棕色，**角质样**。气微，味甘。<br>以质地坚实沉重、有鹦哥嘴、断面明亮、无空心者（**冬麻**）质佳；质地轻泡、有残留茎基、断面色晦暗、空心者（春麻）质次 |

续表

| 中药 | 来源 | 性状鉴别（个别药物增加粉末显微鉴别） |
|------|------|--------------------------------------|
| 白及<br>★★ | 兰科，块茎 | 药材呈不规则扁圆形，多有 2～3 个爪状分枝，表面灰白色至灰棕色，或黄白色，有数圈同心环节和棕色点状须根痕，上面有突起的茎痕，下面有连接另一块茎的痕迹。质坚硬，不易折断，**切面类白色，角质样**。气微，味苦，嚼之有黏性。<br>饮片呈**不规则的薄片**。外表皮灰白色至灰棕色，或黄白色。切面类白色至黄白色，**角质样，半透明，维管束小点状，散生**。质脆 |
| 莪术<br>★ | 姜科，蓬莪术、广西莪术或温郁金的根茎。后者习称"温莪术" | 药材蓬莪术：呈**卵圆形、长卵形、圆锥形或长纺锤形**，顶端多钝尖，基部钝圆，**表面灰黄色至灰棕色**，上部环节突起，有圆形微凹的须根痕或有残留的须根，有的**两侧各有 1 列下陷的芽痕**和类圆形的侧生根茎痕，有的可见刀削痕。体重，质坚实。**断面灰褐色至蓝褐色，蜡样，皮层与中柱易分离，内皮层环纹棕褐色**。气微香，味微苦而辛。<br>饮片莪术：呈类圆形或椭圆形厚片。外表皮灰黄色或灰棕色，有时可见环节或须根痕，切面**黄绿色、黄棕色或棕褐色，内皮层环纹明显，散在"筋脉"小点**。气微香，味微苦而辛 |

续表

| 中药 | 来源 | 性状鉴别（个别药物增加粉末显微鉴别） |
|---|---|---|
| 姜黄 ★ | 姜科，姜黄的根茎 | 药材呈不规则卵圆形、圆柱形或纺锤形，常弯曲，有的具短叉状分枝，**表面深黄色**，粗糙，有皱缩纹理和明显环节，并有圆形分枝痕及须根痕。质坚实，不易折断，**断面棕黄色至金黄色，角质样，有蜡样光泽，内皮层环纹明显**，维管束呈点状散在。气香特异，味苦、辛 |
| 郁金 ★ | 姜科，温郁金、姜黄、广西莪术或蓬莪术的**块根**。前二者分别习称"**温郁金**"和"**黄丝郁金**"，其余按性状不同习称"桂郁金"或"绿丝郁金" | **药材温郁金**：呈长圆形或卵圆形，稍扁，两端渐尖，表面灰褐色或灰棕色，具不规则纵皱纹。质坚实，**横断面灰棕色，角质样，内皮层环明显**。气微香，味微苦。**黄丝郁金**：呈纺锤形，表面棕黄色或灰黄色，具细皱纹。**断面橙黄色，外周棕黄色至棕红色**。气芳香，味辛辣。饮片呈椭圆形或长条形的薄片，外表皮灰黄色、灰褐色至灰棕色，具不规则的纵皱纹。切面灰棕色、橙黄色至灰黑色，**角质样，内皮层环明显** |

# 二、茎木类中药

## 考点1★　茎木类中药的性状鉴别特征

**1.茎类中药**　木质藤茎和茎枝，多呈圆柱形或扁圆柱形，有的扭曲不直，粗细大小不一。表面大多为棕黄色，少数具特殊颜色。外表粗糙，可见深浅不一的裂纹及皮孔，节膨大，具叶痕及枝痕。质地坚实。断面纤维性或裂片状，木部占大部分，双子叶植物的茎断面可见放射状排列纹理，有的可见明显小孔，如川木通、青风藤，有的可见特殊环纹，如鸡血藤。

草质藤茎较细长，多呈圆柱形，有的可见数条纵向的隆起棱线，也有呈类方柱形。表面多呈浅黄绿色，节和节间叶痕均较明显。质脆，易折断。断面可见明显的髓部，类白色，疏松，有的呈空洞状。

**2. 木类中药**　多呈不规则的块状、厚片状或长条状。表面颜色不一，有的具有棕褐色树脂状条纹或斑块，有的因形成的季节不同而出现年轮。质地和气味：如沉香质重，具香气；白木香质轻，香气较淡。

**考点 2 ★★★　茎木类中药的来源、产地、采收加工及药材、饮片性状鉴别**

| 中药 | 来源 | 性状鉴别 |
|------|------|----------|
| 木通 ★ | 木通科，藤茎 | 药材呈圆柱形，常稍扭曲，表面**灰棕色至灰褐色**，外皮粗糙而有许多不规则的裂纹或纵沟纹，具突起的皮孔。节部膨大或不明显，具侧枝断痕。体轻，质坚实，不易折断，**断面不整齐**，皮部较厚，黄棕色，可见淡黄色颗粒状小点，木部黄白色，**射线呈放射状排列**，髓小或有时中空，黄白色或黄棕色。气微，味微苦而涩。饮片呈圆形、椭圆形或不规则形片 |

续表

| 中药 | 来源 | 性状鉴别 |
|---|---|---|
| 川木通 ★ | 毛茛科，藤茎 | 药材呈长圆柱形，略扭曲，表面黄棕色或黄褐色，有纵向凹沟及棱线；节处多膨大，有叶痕及侧枝痕。残存皮部易撕裂。质坚硬，不易折断。饮片呈类圆形厚片，切面边缘不整齐，残存皮部黄棕色，木部浅黄棕色或浅黄色，有黄白色放射状纹理及裂隙，其间密布细孔（导管），髓部较小，类白色或黄棕色，偶有空腔。气微，味淡 |
| 槲寄生 ★★ | 桑寄生科，带叶茎枝 | 药材茎枝呈圆柱形，2～5叉状分枝，表面黄绿色、金黄色或黄棕色，有纵皱纹；节膨大，节上有分枝或枝痕。体轻，质脆，易折断，断面不平坦，皮部黄色，有放射状纹理，髓部常偏向一边。叶对生于枝梢，易脱落，无柄；叶片呈长椭圆状披针形，先端钝圆，基部楔形，全缘；表面黄绿色，有细皱纹，主脉5出，中间3条明显；革质。气微，味微苦，嚼之有黏性。以枝嫩、色黄绿、叶多者为佳。饮片为不规则的厚片 |
| 桑寄生 ★ | 桑寄生科，带叶茎枝 | 药材茎枝呈圆柱形，表面红褐色或灰褐色，具细纵纹，并有多数细小突起的棕色皮孔，质坚硬，断面不整齐，皮部红棕色，木部色较浅。叶多卷曲，具短柄；叶片展平后呈卵形或椭圆形，表面黄褐色，先端钝圆，基部圆形或宽楔形，全缘；革质。气微，味涩。饮片为厚片或不规则短段 |

续表

| 中药 | 来源 | 性状鉴别 |
|---|---|---|
| 大血藤★ | 木通科，藤茎 | 药材呈**圆柱形**，略弯曲，表面灰棕色，粗糙，**外皮常呈鳞片状剥落**，剥落处显暗红棕色，质硬，断面皮部红棕色，**有数处向内嵌入木部**，木部黄白色，有多数细孔状导管，射线呈放射状排列。气微，味微涩。<br>以条匀、粗如拇指者为佳。<br>饮片呈类椭圆形的厚片 |
| 鸡血藤★★★ | 豆科，藤茎 | 药材呈椭圆形、长矩圆形或不规则的**斜切片**，栓皮灰棕色，有的可见灰白色斑块，栓皮脱落处显红棕色。质坚硬。切面木部红棕色或棕色，导管孔多数；**韧皮部有树脂状分泌物呈红棕色至黑棕色，与木部相间排列呈数个同心性椭圆形环或偏心性半圆形环**；髓部偏向一侧。气微，味涩 |
| 苏木★ | 豆科，**心材** | 药材呈长圆柱形或对剖半圆柱形，**表面黄红色至棕红色**，具刀削痕，常见纵向裂缝。质坚硬，断面略具光泽，年轮明显，有的可见暗棕色、质松、**带亮星的髓部**。气微，味微涩。<br>饮片呈**细条状、不规则片状**，或为粗粉。表面黄红色至棕红色，常见纵向纹理。质坚硬。有的可见暗棕色、质松、带亮星的髓部。<br>取本品碎片投入热水，**水染成红色，加酸变成黄色，再加碱液，仍变成红色** |
| 降香★★ | 豆科，树干和根的**心材** | 药材呈类圆柱形或不规则块状。表面紫红色或红褐色，切面**有致密的纹理**。质硬，有**油性。气微香，味微苦** |

续表

| 中药 | 来源 | 性状鉴别 |
|------|------|----------|
| 沉香 ★★ | 瑞香科，含有树脂的木材 | 药材呈**不规则块状、片状或盔帽状**，有的为小碎块。表面凹凸不平，有刀削痕，偶有孔洞，可见黑褐色树脂与黄白色木部相间的斑纹、孔洞及凹窝。表面**多呈朽木状**。质较坚实，断面刺状。**气芳香，味苦**。燃烧时有浓烟及强烈香气，并有黑色油状物渗出。以色黑、质坚硬、油性足、香气浓而持久、**能沉水者为佳**。<br>饮片呈不规则片状、长条形或类方形小碎块状 |
| 通草 ★★★ | 五加科，茎髓 | 药材呈圆柱形，表面白色或淡黄色，有浅纵沟纹。体轻，**质松软**，稍有弹性，易折断。**断面平坦，显银白色光泽**，中部空心或有半透明圆形的薄膜，纵剖面薄膜呈梯状排列，实心者少见。气微，味淡 |
| 钩藤 ★★ | 茜草科，带钩茎枝 | 药材为带单钩或双钩的茎枝小段。茎枝呈圆柱形或类方柱形，表面红棕色至紫红色者，具细纵纹，光滑无毛；黄绿色至灰褐色者，有的可见白色点状皮孔，被黄褐色柔毛。**多数枝节上对生两个向下弯曲的钩**（不育花序梗），或仅一侧有钩，另一侧为突起的瘢痕。质坚韧，断面黄棕色，皮部纤维性，髓部黄白色或中空。气微，味淡。以双钩、茎细、钩结实、光滑、色紫红、无枯枝者为佳 |

续表

| 中药 | 来源 | 性状鉴别 |
|------|------|----------|
| 石斛 ★ ★ | 兰科，金钗石斛、霍山石斛、鼓槌石斛或流苏石斛的新鲜或干燥茎 | 饮片干石斛：呈扁圆柱形或圆柱形的段。表面金黄色、绿黄色或棕黄色，有光泽，有深纵沟或纵棱，有的可见棕褐色的节。切面黄白色至黄褐色，有多数散在的**筋脉点**。气微，味淡或微苦，嚼之有黏性 |
| 铁皮石斛 ★ | 兰科，茎 | 药材铁皮枫斗：呈**螺旋形或弹簧状**，通常为 2～6 个旋纹。表面黄绿色或略带金黄色，有细纵皱纹，**节明显**。质坚实，易折断，断面平坦，灰白色至灰绿色，略角质状。气微，味淡，嚼之有黏性。铁皮石斛：为圆柱形的段，长短不等 |

# 三、皮类中药

## 考点1 ★　皮类中药的性状鉴别特征

| 性状 | 举例 |
|------|------|
| 形状 | 平坦状：皮片呈板片状，较平整，如杜仲、黄柏。弯曲状：反曲状，如石榴树皮；槽状或半管状，如企边桂；管状或筒状，如牡丹皮；单卷状，如肉桂；双卷筒状，如厚朴；复卷筒状，如锡兰桂皮 |

续表

| 性状 | 举例 |
|---|---|
| 表面 | 外表面：合欢皮的皮孔呈红棕色，椭圆形；牡丹皮的皮孔呈灰褐色，横长略凹陷状；杜仲的皮孔呈斜方形。少数皮类中药的外表面有刺，如红毛五加皮；或有钉状物，如海桐皮等。有的皮类中药，木栓层已除去或部分除去而较光滑，如桑白皮、黄柏等。<br>内表面：**肉桂呈红棕色，杜仲呈紫褐色，黄柏呈黄色**，苦楝皮呈黄白色。有些含油的皮类中药，内表面经刻划，出现油痕，如肉桂、厚朴等。有的显网状纹理，如椿白皮 |
| 折断面 | 折断面较平坦，无明显突起物，如牡丹皮。<br>折断面常呈**颗粒状**突起，如肉桂。<br>折断面多显细的纤维状物或刺状物突出，如合欢皮。<br>折断时形成明显的**层片状**，如苦楝皮、黄柏等。<br>折断时有细密、银白色、富弹性的**橡胶丝相连**，如杜仲。<br>折断时有粉尘出现，含有较多的淀粉，如白鲜皮 |
| 气味 | 香加皮，因含 4–甲氧基水杨醛而有特殊香气。<br>地骨皮，气微。<br>**肉桂**气香浓烈，味甜而辣；**桂皮**香气淡，味微甜而辛、凉 |

考点 2 ★★★　皮类中药的来源、产地、采收加工及药材、饮片性状鉴别

| 中药 | 来源 | 性状鉴别（个别药物增加粉末显微鉴别） |
|------|------|--------------------------------------|
| 桑白皮 ★★★★ | 桑科，根皮 | 药材呈扭曲的卷筒状、槽状或板片状，外表面白色或淡黄白色，较平坦，**有的残留橙黄色或棕黄色鳞片状粗皮**；内表面黄白色或淡黄色，有细纵纹。体轻、**质韧、纤维性强、难折断，易纵向撕裂，撕裂时有粉尘飞扬**。气微，味微甘 |
| 牡丹皮 ★★★★ | 毛茛科，根皮。**连/原丹皮**，秋季采挖根部，除去细根和泥沙，剥取根皮，晒干；**刮/粉丹皮**，刮去粗皮，除去木心，晒干 | 药材**连丹皮（原丹皮）**：呈筒状或半筒状，外表面灰褐色或黄褐色，有多数横长皮孔样突起及细根痕，**栓皮脱落处粉红色**；内表面淡灰黄色或浅棕色，有明显的细纵纹，**常见发亮的结晶**。质硬而脆，易折断，断面较平坦，淡粉红色，粉性。气芳香，味微苦而涩<br>**刮丹皮（粉丹皮）**：外表面有**刮刀削痕**，外表面红棕色或淡灰黄色，有时可见灰褐色斑点状残存外皮。<br>以条粗长、皮厚、无木心、断面粉白色、粉性足、结晶多、香气浓者为佳 |

续表

| 中药 | 来源 | 性状鉴别（个别药物增加粉末显微鉴别） |
|---|---|---|
| 肉桂<br>★★ | 樟科，树皮<br>桂通（官桂）、企边桂、板桂、桂碎 | 药材呈**槽状或卷筒状**，外表面灰棕色，稍粗糙，有不规则的细皱纹及横向突起的**皮孔**，有的可见灰白色纹斑；**内表面红棕色**，较平坦，有细纵纹，**划之显油痕**。质硬而脆，易折断，**断面不平坦**，外层棕色而较粗糙，内层红棕色而油润，**两层中间有1条黄棕色的线纹。气香浓烈，味甜、辣**<br>【显微鉴别】纤维大多单个散在，长梭形，壁厚，木化，纹孔不明显。石细胞类圆形或类方形，壁厚，有的一面菲薄。油细胞类圆形或长圆形 |

续表

| 中药 | 来源 | 性状鉴别（个别药物增加粉末显微鉴别） |
|------|------|------|
| 厚朴<br>★<br>★ | 木兰科，干皮、根皮和枝皮"发汗" | 药材干皮：呈卷筒状或双卷筒状，习称"筒朴"；近根部干皮一端展开如喇叭口，习称"靴筒朴"。外表面灰棕色或灰褐色，粗糙，有时呈鳞片状，较易剥落，**有明显的椭圆形皮孔和纵皱纹**，刮去粗皮者显黄棕色。**内表面紫棕色或深紫褐色**，较平滑，具细密纵纹，划之显**油痕**。质坚硬，不易折断，**断面颗粒性**，外层灰棕色，内层紫褐色或棕色，有油性，有的可见多数**小亮星**。气香，味辛辣、微苦。<br>**根皮**（根朴）：呈单筒状或不规则块片，有的弯曲似鸡肠，习称"**鸡肠朴**"。表面灰棕色。质硬，较易折断，断面纤维性。<br>**枝皮**（枝朴）：呈**单筒状**，表面灰棕色，质脆，易折断，断面纤维性。<br>以皮厚、肉细、油性足、内表面紫棕色、**断面有发亮结晶物**、香气浓、味苦辛微甜、嚼之残渣少者为佳。<br>【显微鉴别】石细胞类方形、椭圆形或不规则分枝状，壁厚，有的可见层纹。油细胞椭圆形或类圆形，含黄棕色油状物。纤维甚多，壁甚厚，有的呈波浪形或一边呈锯齿状，木化，孔沟不明显 |
| 杜仲<br>★<br>★<br>★ | 杜仲科，树皮"发汗" | 药材呈**板片状或**两边稍向内卷，大小不一，**外表面淡灰棕色或灰褐色**，有明显的皱纹或纵裂槽纹，有的树皮较薄，未去粗皮，可见明显的**斜方形皮孔，内表面暗紫色或紫褐色**，光滑。质脆，易折断。**断面有细密、银白色、富弹性的橡胶丝相连**。气微，味稍苦 |

续表

| 中药 | 来源 | 性状鉴别（个别药物增加粉末显微鉴别） |
|---|---|---|
| 合欢皮<br>★★ | 豆科，树皮 | 药材呈**卷曲筒状或半筒状**，外表面灰棕色至灰褐色，稍有纵皱纹，有的成浅裂纹，密生明显的椭圆形横向皮孔，棕色或棕红色，常附有地衣斑，内表面淡黄棕色或黄白色，平滑，有细密纵纹。质硬而脆，易折断，断面呈纤维性片状，淡黄棕色或黄白色。气微香，味淡、微涩、稍刺舌，而后喉头有不适感 |
| 黄柏<br>★★ | 芸香科黄皮树，树皮习称"川黄柏"，主产于四川、贵州等省 | 药材呈**板片状或浅槽状**，长宽不一，**外表面黄棕色或黄褐色**，平坦或具纵沟纹，有的可见皮孔痕及残存的**灰褐色粗皮**；内表面暗黄色或淡棕色，具细密的纵棱纹。体轻，质较硬，**断面纤维性，呈裂片状分层，深黄色**。气微，味极苦，嚼之有黏性<br>【显微鉴别】纤维鲜黄色，常成束周围细胞含草酸钙方晶，形成晶纤维，含晶细胞壁木化增厚。石细胞鲜黄色，类圆形、纺锤形或呈分枝状，壁厚，层纹明显。草酸钙方晶众多 |
| 关黄柏<br>★ | 芸香科，黄檗的树皮 | 药材呈**板片状或浅槽状**，长宽不一，外表面黄绿色或淡棕黄色，较平坦，有**不规则的纵裂纹**，**皮孔痕小而少见**，偶有灰白色的粗皮残留；内表面黄色或黄棕色。体轻，质较硬，断面纤维性，有的呈裂片状分层，鲜黄色或黄绿色。气微，**味极苦，嚼之有黏性** |

续表

| 中药 | 来源 | 性状鉴别（个别药物增加粉末显微鉴别） |
|------|------|-----------------------------------|
| 白鲜皮 ★★★ | 芸香科，根皮 | 药材呈**卷筒状**，外表面灰白色或淡灰黄色，具细纵皱纹及细根痕，常有突起的颗粒状小点；内表面类白色，有细纵纹。质脆，折断时有粉尘飞扬，断面不平坦，略呈层片状，剥去外层，迎光可见有闪烁的小亮点。有羊膻气，味微苦 |
| 苦楝皮 ★★ | 楝科，树皮和根皮 | 药材呈不规则板片状、槽状或半卷筒状，长宽不一。外表面灰棕色或灰褐色，粗糙，**有交织的纵皱纹和点状灰棕色皮孔**；内表面类白色或淡黄色。质韧，不易折断，**断面纤维性**，**呈层片状，易剥离**。气微，味苦。<br>饮片呈**不规则的丝状** |
| 秦皮 ★ | 木犀科，枝皮或干皮 | 药材**枝皮**：呈卷筒状或槽状，外表面灰白色、灰棕色至黑棕色或相间呈斑状，平坦或稍粗糙，并**有灰白色圆点状皮孔及细斜皱纹**，有的具分枝痕。内表面黄白色或棕色，平滑。质硬而脆，**断面纤维性**，黄白色。气微，味苦。<br>**干皮**：为**长条状块片**，外表面灰棕色，具龟裂状沟纹及红棕色圆形或横长的皮孔。质坚硬，断面纤维性较强。<br>**热水浸出液呈黄绿色**，日光下显**碧蓝色荧光** |

续表

| 中药 | 来源 | 性状鉴别（个别药物增加粉末显微鉴别） |
|---|---|---|
| 香加皮★ | 萝摩科，根皮 | 药材呈**卷筒状或槽状**，少数呈不规则的块片状，外表面灰棕色或黄棕色，**栓皮松软常呈鳞片状，易剥落**。内表面黄色或淡黄棕色，较平滑，有细纵纹。体轻，质脆，易折断，**断面不整齐，黄白色。有特异的香气，味苦** |
| 地骨皮★★★ | 茄科，根皮 | 药材呈**筒状或槽状**，外表面灰黄色至棕黄色，**粗糙，有不规则纵裂纹，易成鳞片状剥落**。内表面黄白色至灰黄色，较平坦，有细纵纹。体轻，质脆，易折断，断面不平坦，外层黄棕色，内层灰白色。气微，味微甘而后苦 |

# 四、叶类中药

考点★★★ 叶类中药的来源、产地、采收加工及药材、饮片性状鉴别

| 中药 | 来源 | 性状鉴别（个别药物增加粉末显微鉴别） |
|---|---|---|
| 侧柏叶★★ | 柏科，枝梢及叶 | 药材多分枝，小枝扁平。叶细小鳞片状，交互对生，贴伏于枝上，深绿色或黄绿色。质脆，易折断。**气清香，味苦涩、微辛** |

续表

| 中药 | 来源 | 性状鉴别（个别药物增加粉末显微鉴别） |
|---|---|---|
| 淫羊藿 ★ | 小檗科，叶 | 药材淫羊藿：二回三出复叶，茎生叶对生，小叶片卵圆形，先端渐尖，顶生小叶基部心形，两侧小叶较小，偏心形，外侧较大，呈耳状。边缘具黄色刺毛状细锯齿；上表面黄绿色，下表面灰绿色，主脉7～9条，基部有稀疏细长毛，细脉两面突起，网脉明显，**叶片近革质**。气微，味微苦。<br>饮片淫羊藿：呈丝片状。上表面绿色、黄绿色或浅黄色，下表面灰绿色，网脉明显，中脉及细脉凸出，边缘具黄色刺毛状细锯齿。近革质。气微，味微苦 |
| 大青叶 ★★★★ | 十字花科，菘蓝的叶 | 药材多皱缩卷曲，有的破碎。完整的叶片展平后呈长椭圆形至长圆状倒披针形，上表面暗灰绿色，先端钝，**全缘或微波状**，**基部狭窄，下延至叶柄呈翼状**。淡棕黄色。质脆。气微，味微酸、苦、涩 |
| 蓼大青叶 ★★ | 蓼科，蓼蓝的叶 | 药材叶多皱缩、破碎。完整者展平后呈椭圆形，**蓝绿或蓝黑色**，先端钝，**基部渐狭**，全缘。叶脉浅黄棕色，于下表面略突起。叶柄扁平，偶带膜质托叶鞘。质脆。气微，味微涩而稍苦 |
| 枇杷叶 ★ | 蔷薇科，叶 | 药材呈长椭圆形或倒卵形，先端尖，**基部楔形，边缘上部有疏锯齿，近基部全缘**。上表面灰绿色、黄棕色或红棕色，较光滑。下表面密被黄色绒毛，主脉于下表面显著突起，侧脉羽状。叶柄极短，被棕黄色绒毛。**革质而脆、易折断**。气微、味微苦 |

续表

| 中药 | 来源 | 性状鉴别（个别药物增加粉末显微鉴别） |
|---|---|---|
| 番泻叶★★ | 豆科，狭叶番泻主产于印度南端丁内未利，尖叶番泻主产于埃及，由亚历山大港输出 | 药材狭叶番泻：呈**长卵形或卵状披针形，叶端急尖**，叶基稍不对称，**全缘**。上表面黄绿色，下表面浅黄绿色，**无毛或近无毛**，叶脉稍隆起。**革质**。气微弱而特异，味微苦，稍有黏性。<br>尖叶番泻：呈**披针形或长卵形**，略卷曲，**叶端短尖或微突**，叶基不对称，**两面均有细短毛茸** |
| 罗布麻叶★★ | 夹竹桃科，叶 | 药材多皱缩卷曲，有的破碎，完整叶片展平后呈椭圆状披针形或卵圆状披针形，**淡绿色或灰绿色**，先端钝，**有小芒尖**，基部钝圆或楔形，**边缘具细齿，常反卷，两面无毛**，叶脉于下表面突起，叶柄细。质脆。气微，味淡 |
| 紫苏叶★ | 唇形科，叶（或带嫩枝） | 药材叶片多皱缩卷曲、破碎，完整的叶展平后呈卵圆形，先端长尖或急尖，基部圆形或宽楔形，**边缘具圆锯齿。两面紫色或上表面绿色，下表面紫色**，疏生灰白色毛，下表面有多数凹点状的腺鳞。**叶柄紫色或紫绿色**。质脆。带嫩枝者，紫绿色，断面中部有髓。**气清香，味微辛** |

续表

| 中药 | 来源 | 性状鉴别（个别药物增加粉末显微鉴别） |
|------|------|-----------------------------------|
| 艾叶 ★★ | 菊科，叶 | 药材多皱缩、破碎，有短柄。完整叶片展平后呈卵状椭圆形，羽状深裂，裂片椭圆状披针形，边缘有不规则的粗锯齿，上表面灰绿色或深黄绿色，有稀疏的柔毛和腺点，下表面密生灰白色绒毛。质柔软。气清香，味苦。<br>【显微鉴别】非腺毛有两种，一种为"T"形毛，顶端细胞长而弯曲，两臂不等长，柄 2～4 个细胞；另一种为单列性非腺毛，3～5 个细胞，顶端细胞特长而扭曲，常断落。腺毛表面观**鞋底形**，由 **4、6 细胞**相对叠合而成，无柄 |

# 五、花类中药

**考点1★★★　花类中药的药用部位**

已开放的花——洋金花、红花

尚未开放的花蕾——丁香、金银花

未开放的花序——款冬花

已开放的花序——菊花、旋覆花

带花的果穗——夏枯草

柱头——西红花

雄蕊——莲须

花柱——玉米须

花粉粒——松花粉、蒲黄

考点 2 ★★★ 花类中药的来源、产地、采收加工及药材、饮片性状鉴别

| 中药 | 来源 | 性状鉴别（个别药物增加粉末显微鉴别） |
|------|------|-----------------------------------------|
| 辛夷 ★★ | 木兰科，花蕾 | 药材望春花：呈长卵形，似毛笔头。苞片外表面被覆灰白色或灰绿色有光泽的长茸毛。体轻，质脆。气芳香，味辛凉而稍苦 |
| 槐花 ★ | 豆科，花及花蕾 前者习称"槐花"，后者习称"槐米" | 药材槐花：皱缩而卷曲，花瓣多散落。完整者花萼钟状，黄绿色，先端5浅裂，花瓣5，黄色或黄白色，1片较大。体轻。气微，味微苦。 药材槐米：呈卵形或椭圆形，花萼下部有数条纵纹。萼的上方为黄白色未开放的花瓣。花梗细小。体轻，质松脆，手捻即碎。气微，味微苦涩 |
| 丁香 ★★ | 桃金娘科，花蕾 | 药材略呈研棒状，花冠圆球形，花瓣4，覆瓦状抱合，棕褐色至褐黄色，花瓣搓碎后可见众多黄色细粒状的花药。萼筒圆柱状，红棕色或棕褐色，上部有4枚三角状的萼片，十字状分开。质坚实，富油性。气芳香浓烈，味辛辣、有麻舌感。以个大、身干、色红棕、油性足，入水则萼管沉于水面下，香气浓郁者为佳。 【显微鉴别】花粉粒众多，极面观三角形，赤道表面观双凸镜形，具3副合沟。纤维梭形，顶端钝圆，壁较厚。草酸钙簇晶众多，存在于较小的薄壁细胞中，常数个排列成行。油室多破碎，含油状物 |

续表

| 中药 | 来源 | 性状鉴别（个别药物增加粉末显微鉴别） |
|------|------|--------------------------------------|
| 洋金花 ★ | 茄科，花 | 药材多皱缩成条状，花萼呈筒状，灰绿色或灰黄色；花冠呈喇叭状，淡黄色或黄棕色。烘干品质柔韧，气特异；晒干品质脆，气微，味微苦。<br>【显微鉴别】花粉粒类球形或长圆形，表面有条纹状雕纹。花萼、花冠裂片边缘、花丝基部均具非腺毛。花萼、花冠薄壁细胞中有草酸钙砂晶、方晶及簇晶 |
| 金银花 ★★★ | 忍冬科，花蕾或带初开的花 | 药材呈棒状，上粗下细，略弯曲，表面黄白色或绿白色（贮久色渐深），密被短柔毛。花萼绿色。气清香，味淡、微苦 |
| 山银花 ★ | 忍冬科灰毡毛忍冬、红腺忍冬、华南忍冬或黄褐毛忍冬，花蕾或带初开的花 | 药材灰毡毛忍冬：呈棒状而稍弯曲，表面黄色或黄绿色。总花梗集结成簇，开放者花冠裂片不及全长之半。质稍硬，手捏之稍有弹性。气清香，味微苦甘。<br>红腺忍冬：表面黄白至黄棕色，无毛或疏被毛。开放者，花冠下唇反转，花柱无毛 |
| 款冬花 ★★ | 菊科，花蕾 | 药材呈长圆棒状。常单生或 2～3 个基部连生，上端较粗，下端渐细或带有短梗，外面被有多数鱼鳞状苞片，习称"连三朵"。苞片外表面紫红色或淡红色，内表面密被白色絮状茸毛。体轻，撕开后可见白色茸毛。气清香，味微苦而辛 |

续表

| 中药 | 来源 | 性状鉴别（个别药物增加粉末显微鉴别） |
|---|---|---|
| 菊花★★★ | 菊科，头状花序<br>药材按产地和加工方法不同，分为"亳菊""滁菊""贡菊""杭菊""怀菊"，主产于安徽、浙江、江苏、河南等地 | 药材**亳菊**：呈倒圆锥形或圆筒形，有时稍压扁呈扇状。离散。**总苞碟状**；舌状花数层，雌性，位于外围，类白色，劲直、上举，纵向折缩，散生**金黄色腺点**；**管状花多数，两性**，为舌状花所隐藏。体轻，质柔润，干时松脆。气清香，味甘、微苦。<br>**滁菊**：呈不规则球形或扁球形，舌状花类白色，不规则扭曲，内卷，边缘皱缩，有时可见淡褐色腺点；**管状花大多隐藏**。<br>**贡菊**：呈扁球形或不规则球形，舌状花白色或类白色，斜升，上部反折，边缘稍内卷而皱缩，通常无腺点；管状花少，多外露。<br>**杭菊**：呈碟形或扁球形，常数个相连成片。舌状花类白色或黄色，平展或微折叠，彼此粘连，通常无腺点；管状花多数，外露。<br>**怀菊**：呈不规则球形或扁球形，多数为舌状花，**舌状花类白色或黄色**，不规则扭曲，内卷，边缘皱缩，有时可见腺点；管状花大多隐藏 |
| 红花★★★ | 菊科，花 | 药材为**不带子房的管状花**，表面红黄色或红色。花冠筒细长，花药聚合呈筒状，黄白色；柱头长圆柱形，顶端微分叉。质柔软。气微香，味微苦。以花冠长、色红鲜艳、无枝刺、**柔软如茸毛者**为佳。<br>【显微鉴别】花粉粒类圆球形或椭圆形，外壁有刺或具齿状突起，具3个萌发孔。花冠、花丝、柱头碎片多见，有长管状分泌细胞，常位于导管旁，含黄棕至红棕色分泌物 |

续表

| 中药 | 来源 | 性状鉴别（个别药物增加粉末显微鉴别） |
|------|------|--------------------------------------|
| 西红花 ★★★ | 鸢尾科，柱头 主产于**西班牙** | 药材呈**线形**，三分枝，**暗红色**，上部较宽而略扁平，顶端边缘显不整齐的齿状，内侧有一短裂隙，下端有时残留一小段黄色花柱。体轻，质松软，无油润光泽。干燥后质脆易断。气特异，微有刺激性，味微苦。<br>取本品浸水中，**可见橙黄色呈直线下降**，**并逐渐扩散**，**水被染成黄色**，**无沉淀**。柱头呈喇叭状，有短缝，在短时间内，用针拨之不破碎 |

## 六、果实及种子类中药

### 考点1★　果实及种子类中药的药用部位及鉴别特征

**1. 果实类**

幼果——枳实、青皮

近成熟或未成熟的果实——吴茱萸、木瓜、枳壳

完全成熟的果实——五味子、山楂

完整的果实——枸杞子、五味子

部分果皮或全部果皮——陈皮、大腹皮

带有部分果皮的果柄——甜瓜蒂

果实上的宿萼——柿蒂

中果皮部分的维管束组织——橘络、丝瓜络

整个果穗——桑椹

**2. 种子类**

种皮——绿豆衣

假种皮——肉豆蔻衣、龙眼肉

除去种皮的种仁——肉豆蔻

幼叶及胚根——莲子心

发芽种子——大豆黄卷

发酵加工品——淡豆豉

水浸后种皮显黏液——葶苈子

水浸后种皮呈龟裂状，手捻有明显的黏滑感——牵牛子

**考点 2 ★★★　果实及种子类中药的来源、产地、采收加工及药材、饮片性状鉴别**

| 中药 | 来源 | 性状鉴别（个别药物增加粉末显微鉴别） |
|---|---|---|
| 地肤子 ★★★ | 藜科，成熟果实 | 药材呈**扁球状五角星形**，外被宿存花被，表面灰绿色或浅棕色，周围具膜质小翅 5 枚，背面中心有微突起的点状果梗痕及放射状脉纹 5～10 条。种子扁卵形，黑色。气微，味微苦 |
| 五味子 ★★ | 木兰科，成熟果实 习称"北五味子" | 药材呈不规则的**球形或扁球形**，表面红色、紫红色或暗红色，皱缩，显油润；有的表面呈黑红色或出现"白霜"。果肉柔软，种子肾形，表面棕黄色，有光泽，种皮硬而脆。果肉气微，**味酸**；种子破碎后，有香气，味辛、微苦。**【显微鉴别】**种皮表皮石细胞淡黄棕色，表面观类多角形，壁较厚，孔沟细密，胞腔含暗棕色物。种皮内层石细胞呈多角形、类圆形或不规则形，壁稍厚，**纹孔较大**。果皮表皮细胞**表面观类多角形**，垂周壁呈连珠状增厚，**表面有角质线纹，表皮中散有油细胞** |

续表

| 中药 | 来源 | 性状鉴别（个别药物增加粉末显微鉴别） |
|---|---|---|
| 南五味子★★ | 木兰科，成熟果实 | 药材呈球形或扁球形，表面棕红色至暗棕色，干瘪，皱缩，果肉常贴于种子上。种子肾形，表面棕黄色，有光泽，种皮薄而脆。果肉气微，味微酸 |
| 肉豆蔻★★ | 肉豆蔻科，种仁假种皮"肉豆蔻衣"，除去种皮保留种仁"肉豆蔻" | 药材呈卵圆形或椭圆形，表面灰棕色或灰黄色。全体有浅色纵行沟纹和不规则网状沟纹。种脐位于宽端，呈浅色圆形突起，合点呈暗凹陷。种脊呈纵沟状，连接两端。质坚，断面显棕黄色相杂的大理石样花纹，宽端可见干燥皱缩的胚，富油性。气味浓烈，味辛 |
| 葶苈子★★ | 十字花科，播娘蒿或独行菜的成熟种子前者习称"南葶苈子"，后者习称"北葶苈子" | 药材南葶苈子：呈长圆形略扁，表面棕色或红棕色，微有光泽，具纵沟2条，其中1条较明显。种脐类白色。气微，味微辛、苦，略带黏性。<br>药材北葶苈子：呈扁卵形，一端钝圆，另一端渐尖而微凹，种脐位于凹入端。味微辛辣，黏性较强。<br>本品加水浸泡后，用放大镜观察，南葶苈子透明状黏液层薄，厚度约为种子宽度的1/5以下。北葶苈子透明状黏液层较厚，厚度可超过种子宽度的1/2以上 |

续表

| 中药 | 来源 | 性状鉴别（个别药物增加粉末显微鉴别） |
|------|------|--------------------------------------|
| 木瓜 ★★★ | 蔷薇科，近成熟的果实习称"皱皮木瓜"，以安徽宣城产者质量最好 | 药材长圆形，多纵剖成两半，外表面紫红色或红棕色，有不规则的深皱纹；剖面边缘向内卷曲，果肉红棕色，中心部分凹陷，棕黄色；种子扁长三角形。气微清香，味酸。<br>饮片呈类月牙形薄片。外表面紫红色或红棕色，有不规则的深皱纹。切面棕红色 |
| 山楂 ★ | 蔷薇科，成熟果实 | 药材为圆形片，皱缩不平，外皮红色，具皱纹，有灰白小斑点。果肉深黄色至浅棕色。中部横切片具5粒浅黄色果核，但核多脱落而中空。气微清香，味酸、微甜 |
| 苦杏仁 ★ | 蔷薇科，成熟种子 | 药材呈扁心形，表面黄棕色至深棕色，一端尖，另端钝圆，肥厚，左右不对称，尖端一侧有短线形种脐，圆端合点处向上具多数深棕色的脉纹。种皮薄，子叶2，乳白色，富油性。气微，味苦。<br>【显微鉴别】种皮石细胞橙黄色，单个散在或成群，侧面观大多呈贝壳形，表面观呈类圆形或类多角形；壁较厚，较宽的一边纹孔明显 |
| 桃仁 ★ | 蔷薇科，成熟种子 | 药材桃仁：呈扁长卵形，表面黄棕色至红棕色，密布颗粒状突起。一端尖，中部膨大，另端钝圆稍偏斜，边缘较薄。尖端一侧有短线形种脐，圆端有颜色略深不甚明显的合点，自合点处散出多数纵向维管束。种皮薄，子叶2，类白色，富油性。气微，味微苦 |

续表

| 中药 | 来源 | 性状鉴别（个别药物增加粉末显微鉴别） |
|------|------|-----------------------------------|
| 乌梅★ | 蔷薇科，近成熟果实低温烘干后闷至色变黑 | 药材呈**类球形或扁球形**，表面乌黑色或棕黑色，皱缩不平，**基部有圆形果梗痕**。果核坚硬，椭圆形，棕黄色，**表面有凹点**，种子扁卵形，淡黄色。气微，**味极酸** |
| 金樱子★ | 蔷薇科，成熟果实 | 药材为**花托发育而成的假果**，呈倒卵形，表面红黄色或红棕色，有突起的棕色小点。顶端有盘状花萼残基，中央有黄色柱基，下部渐尖。质硬。切开后，内有多数坚硬的小瘦果，内壁及瘦果均有淡黄色绒毛。气微，味甘、微涩 |
| 沙苑子★ | 豆科，成熟种子 | 药材略呈圆肾形而稍扁，表面绿褐色至灰褐色，光滑，边缘一侧凹入处具圆形种脐。质坚硬，除去种皮，有淡黄色子叶2片，胚根弯曲。气微，味淡，**嚼之有豆腥味** |
| 决明子★★★★ | 豆科，成熟种子 | 药材决明：略呈**菱状方形**或短圆柱形，两端平行倾斜，表面绿棕色或暗棕色，平滑有光泽。一端较平坦，另端斜尖，背腹面**各有一条突起的棱线**，棱线两侧各有1条斜向对称而色较浅的线形凹纹。质坚硬，不易破碎。种皮薄，**子叶2，黄色**，呈"**S**"形折曲并重叠。气微，味微苦 |
| 补骨脂★ | 豆科，成熟果实 | 药材呈肾形，略扁，表面黑色、黑褐色或灰褐色，具细微网状皱纹。顶端钝圆，有一小突起，凹侧有果梗痕。质硬。果皮薄，与种子不易分离，**种子1枚，子叶2，黄白色，有油性**。气香，味辛、微苦 |

续表

| 中药 | 来源 | 性状鉴别（个别药物增加粉末显微鉴别） |
|---|---|---|
| 枳壳 ★ | 芸香科，未成熟果实以**江西清江、新干所产最为闻**名，商品习称"**江枳壳**" | 药材呈半球形，外果皮棕褐色至褐色，有颗粒状突起，突起的顶端有凹点状油室，有明显的花柱残迹或果梗痕。切面中果皮黄白色，光滑而稍隆起，边缘散有 1～2 列油室，**瓤囊 7～12 瓣**，少数至 15 瓣，汁囊干缩呈棕色至棕褐色，内藏种子。质坚硬，不易折断。**气清香，味苦、微酸** |
| 吴茱萸 ★ | 芸香科，近成熟果实 | 药材呈**球形**或略呈**五角状扁球形**，表面暗黄绿色至褐色，粗糙，有多数点状突起或凹下的油点。顶端有五角星状的裂隙，基部残留被有黄色茸毛的果梗。质硬而脆，横切面可见**子房 5 室**，每室有淡黄色种子 1 粒。气芳香浓郁，味辛辣而苦 |
| 巴豆 ★ | 大戟科，成熟果实 | 药材呈**卵圆形，一般具三棱**，表面灰黄色或稍深，粗糙，有纵线 6 条，顶端平截，基部有果梗痕。破开果壳，可见 **3 室，每室含种子 1 粒**。种子呈略扁的椭圆形，表面棕色或灰棕色，一端有小点状的种脐及种阜的瘢痕，另端有微凹的合点，其间有隆起的种脊。外种皮薄而脆，内种皮呈白色薄膜。**种仁黄白色，油质。气微，味辛辣。**<br>饮片生巴豆：为巴豆的种仁。呈**扁椭圆**形。表面黄白色或黄棕色，平滑有光泽，常附有白色薄膜；内胚乳肥厚，淡黄色，油质；**子叶 2，菲薄** |

续表

| 中药 | 来源 | 性状鉴别（个别药物增加粉末显微鉴别） |
|------|------|------|
| 酸枣仁★★ | 鼠李科，成熟种子 | 药材呈扁圆形或扁椭圆形，表面紫红色或紫褐色，有的两面均呈圆隆状突起，有的一面较平坦，中间有1条隆起的纵线纹，另一面微隆起，边缘略薄。一端凹陷，可见线形种脐，另一端有细小突起的合点。种皮较脆，胚乳白色，子叶2，浅黄色，富油性。气微，味淡 |
| 小茴香★★ | 伞形科，成熟果实 | 药材为双悬果，呈圆柱形，表面黄绿色或淡黄色，两端略尖，顶端残留有黄棕色突起的柱基，分果呈长椭圆形，背面有纵棱5条，接合面平坦而较宽。横切面略呈五边形，背面的四边约等长。有特异香气，味微甜、辛 |
| 蛇床子★★★ | 伞形科，成熟果实 | 药材为双悬果，呈椭圆形，表面灰黄色或灰褐色，顶端有2枚向外弯曲的柱基，分果的背面有薄而突起的纵棱5条，接合面平坦，有2条棕色略突起的纵棱线。果皮松脆，揉搓易脱落，种子细小，灰棕色，显油性。气香，味辛凉，有麻舌感 |
| 山茱萸★★ | 山茱萸科，成熟果肉 | 药材呈不规则的片状或囊状，表面紫红色至紫黑色，皱缩，有光泽。顶端有的有圆形宿萼痕，基部有果梗痕。质柔软。气微，味酸、涩、微苦 |

续表

| 中药 | 来源 | 性状鉴别（个别药物增加粉末显微鉴别） |
|---|---|---|
| 连翘★ | 木犀科，果实"青翘""老翘" | 药材呈长卵形至卵形，稍扁，表面有不规则纵皱纹和多数突起的小斑点，两面各有1条明显的纵沟。顶端锐尖。青翘多不开裂，表面绿褐色，突起的灰白色小斑点较少，质硬，种子多数，黄绿色，细长，一侧有翅。老翘自顶端开裂或裂成两瓣，表面黄棕色或红棕色，内表面多为浅黄棕色，平滑，具一纵隔，质脆，种子棕色，多已脱落。气微香，味苦 |
| 女贞子★ | 木犀科，成熟果实 | 药材呈卵形、椭圆形或肾形，表面黑紫色或灰黑色，皱缩不平，体轻。外果皮薄，中果皮较松软，易剥离，内果皮木质，黄棕色，具纵棱，破开后种子通常为1粒，肾形，紫黑色，油性。气微，味甘、微苦涩 |
| 马钱子★★★ | 马钱科，成熟种子主产于印度、越南、泰国等国 | 药材呈纽扣状圆板形，常一面隆起，一面稍凹下，表面密被灰棕色或灰绿色绢状茸毛，自中间向四周呈辐射状排列，有丝样光泽。边缘稍隆起，较厚，有突起的珠孔，底面中心有突起的圆点状种脐。质坚硬，平行剖面可见淡黄白色胚乳。气微，味极苦 |
| 菟丝子★ | 旋花科，成熟种子 | 药材呈类球形，表面灰棕色或黄棕色，粗糙，种脐线形或扁圆形。质坚实，不易以指甲压碎。气微，味淡。取本品少量，加沸水浸泡后，表面有黏性；加热煮至种皮破裂时，可露出黄白色卷旋状的胚，形如吐丝 |

续表

| 中药 | 来源 | 性状鉴别（个别药物增加粉末显微鉴别） |
|------|------|----------------------------------------|
| 牵牛子 ★★★★ | 旋花科，成熟种子 | 药材似**橘瓣状**，表面灰黑色或淡黄白色，**背面有一条浅纵沟**，腹面棱线的下端有一点状种脐，微凹。**质硬**，横切面可见淡黄色或黄绿色皱缩折叠的子叶，微显油性。气微，味辛、苦，有麻感。**加水浸泡后种皮呈龟裂状**，手捻有明显的黏滑感 |
| 枸杞子 ★★ | 茄科，成熟果实 以**宁夏**所产量大、质优 | 药材呈类纺锤形或椭圆形，表面红色或暗红色，顶端有小突起状的花柱痕，基部有白色的果梗痕。果皮柔韧，皱缩；**果肉肉质，柔润**。种子20～50粒，类肾形，扁而翘，表面浅黄色或棕黄色。气微，味甜 |
| 栀子 ★★ | 茜草科，成熟果实 | 药材呈长卵圆形或椭圆形，表面红黄色或**棕红色，具6条翅状纵棱，棱间常有1条明显的纵脉纹**，并有分枝。顶端残存萼片，基部稍尖，有残留果梗。果皮薄而脆，略有光泽；内表面色较浅，有光泽，**具2～3条隆起的假隔膜**。种子多数，扁卵圆形，集结成团，深红色或红黄色，表面密具细小疣状突起。气微，味微酸而苦 |
| 瓜蒌 ★ | 葫芦科，成熟果实 | 药材呈**类球形或宽椭圆形**，表面橙红色或**橙黄色，皱缩或较光滑**，顶端有圆形的花柱残基，基部略尖，具残存的果梗。质脆，易破开，内表面黄白色，有红黄色丝络，果瓤橙黄色，黏稠，与多数种子黏结成团。具**焦糖气**，味微酸、甜。以完整不破、果皮厚、皱缩有筋、体重、糖分足者为佳 |

续表

| 中药 | 来源 | 性状鉴别（个别药物增加粉末显微鉴别） |
|---|---|---|
| 牛蒡子 ★★ | 菊科，成熟果实 | 药材呈**长倒卵形**，略扁，微弯曲，表面灰褐色，**带紫黑色斑点**，有数条纵棱，通常**中间 1～2 条较明显**。顶端钝圆，稍宽，顶面有圆环；基部略窄，着生**色较淡**。果皮较硬，子叶 2，淡黄白色，**富油性**。气微，味苦后微辛而稍麻舌 |
| 薏苡仁 ★ | 禾本科，成熟种仁 | 药材呈**宽卵圆形或长椭圆形**，表面乳白色，光滑，偶有残存的黄褐色种皮。**一端钝圆**，另端较宽而微凹，有一淡棕色点状种脐；背面圆凸，腹面有一条较宽而深的纵沟。质坚实，断面白色，**粉性**。气微，味微甜 |
| 槟榔 ★ | 棕榈科，成熟种子 | 药材呈扁球形或圆锥形，表面淡黄棕色或淡红棕色，具稍凹下的网状沟纹，底部中心有圆形凹陷的珠孔，其旁有一明显瘢痕状种脐。断面可见棕色种皮与白色胚乳相间的**大理石样花纹**。气微，味涩、微苦。**【显微鉴别】内胚乳细胞**碎片无色，壁较厚，有较多大的类圆形纹孔。**种皮石细胞**纺锤形、长条形或多角形，壁不甚厚，有的内含红棕色物。**外胚乳细胞**类长方形，内含红棕色或深棕色物 |

续表

| 中药 | 来源 | 性状鉴别（个别药物增加粉末显微鉴别） |
|---|---|---|
| 砂仁 ★★ | 姜科，成熟果实 阳春砂主产于广东省，以阳春、阳江所产最有名 | 药材阳春砂、绿壳砂：呈椭圆形或卵圆形，有不明显的三棱，表面棕褐色，密生刺状突起，顶端有花被残基，基部常有果梗。果皮薄而软。种子集结成团，具三钝棱，中有白色隔膜，将种子团分成3瓣。种子为不规则多面体，表面棕红色或暗褐色。气芳香而浓烈，味辛凉、微苦。海南砂：呈长椭圆形或卵圆形，有明显的三棱，表面被片状、分枝的软刺，基部具果梗痕。果皮厚而硬。种子团较小，气味稍淡。【显微鉴别】内种皮厚壁细胞棕红色或黄棕色，表面观类多角形，壁厚，胞腔含硅质块。种皮表皮细胞淡黄色，表面观长条形，常与下皮细胞上下层垂直排列；下皮细胞含棕色或红棕色物 |
| 草果 ★★ | 姜科，成熟果实 | 药材呈长椭圆形，具三钝棱，表面灰棕色至红棕色，具纵沟及棱线，顶端有圆形突起的柱基，基部有果梗或果梗痕。果皮质坚韧。剥去外皮，中间有黄棕色隔膜，将种子团分成3瓣。种子呈圆锥状多面体，表面红棕色，外被灰白色膜质的假种皮，种脊为一条纵沟。有特异香气，味辛、微苦 |

续表

| 中药 | 来源 | 性状鉴别（个别药物增加粉末显微鉴别） |
|------|------|--------------------------------------|
| 豆蔻 ★★ | 姜科，成熟果实<br>按产地分为"原豆蔻"和"印尼白蔻" | 药材原豆蔻：呈类球形，表面黄白色至淡黄棕色，有3条较深的纵向槽纹，顶端有突起的柱基，基部有凹下的果柄痕，两端均具浅棕色绒毛。果体轻，质脆，内分3室；种子呈不规则多面体，背面略隆起，表面暗棕色，有皱纹，并被有残留的假种皮。气芳香，味辛凉，略似樟脑 |
| 草豆蔻 ★★ | 姜科，成熟种子 | 药材为类球形的种子团，表面灰褐色，中间有黄白色的隔膜，将种子团分成3瓣，每瓣有种子多数，粘连紧密，种子团略光滑。种子为卵圆状多面体，外被淡棕色膜质假种皮，种脊为一条纵沟，一端有种脐；质硬，将种子沿种脊纵剖两瓣，纵断面观呈斜心形，种皮沿种脊向内伸入部分约占整个表面积的1/2。气香，味辛、微苦 |
| 益智 ★★ | 姜科，成熟果实<br>主产于海南。夏、秋间果实由绿变红时采收，晒干或低温干燥 | 药材呈椭圆形，两端略尖，表面棕色或灰棕色，有纵向凹凸不平的突起棱线13～20条，顶端有花被残基，基部常残存果梗。果皮薄而稍韧，与种子紧贴，种子集结成团，中有隔膜将种子团分为3瓣。种子呈不规则的扁圆形，略有钝棱，表面灰褐色或灰黄色，外被淡棕色膜质的假种皮。有特异香气，味辛、微苦 |

# 七、全草类中药

考点★★★　全草类中药的来源、产地、采收加工及药材、饮片性状鉴别

| 中药 | 来源 | 性状鉴别（个别药物增加粉末显微鉴别） |
|---|---|---|
| 麻黄★★ | 麻黄科，草质茎 | 草麻黄：呈细长圆柱形，少分枝，表面淡绿色至黄绿色，有细纵脊线，触之微有粗糙感。节明显，节间长 2～6cm。节上有膜质鳞叶，裂片 2（稀 3），锐三角形。断面略呈纤维性，周边绿黄色，髓部红棕色，近圆形。气微香，味涩、微苦。<br>中麻黄：多分枝，有粗糙感。节上有膜质鳞叶，裂片 3（稀 2），先端锐尖。断面髓部呈三角状圆形。<br>木贼麻黄：较多分枝，无粗糙感。节间长 1.5～3cm。节上有膜质鳞叶，裂片 2（稀 3），上部为短三角形。<br>【显微鉴别】气孔特异，内陷，保卫细胞侧面观呈哑铃状。纤维多而壁厚，附小晶体（砂晶和方晶）。角质层极厚，呈脊状突起 |

续表

| 中药 | 来源 | 性状鉴别（个别药物增加粉末显微鉴别） |
|------|------|-----------------------------------------|
| 鱼腥草 ★ | 三白草科，全草或干燥地上部分 | **药材鲜鱼腥草**：茎呈圆柱形，上部绿色或紫红色，下部白色，节明显，下部节上生有须根，无毛或被疏毛。叶互生，叶片心形，上表面绿色，密生腺点，下表面常紫红色；叶柄细长，基部与托叶合生成鞘状。穗状花序顶生。**具鱼腥气**，味涩。<br>**药材干鱼腥草**：茎呈扁圆柱形，扭曲，**表面黄棕色，具纵棱数条**；质脆，易折断。叶片卷折皱缩，展平后呈心形，上表面暗黄绿色至暗棕色，下表面灰绿色或灰棕色。叶柄细长，基部与托叶合生成鞘状。穗状花序顶生，黄棕色。气微，**搓碎后有鱼腥气，味涩** |
| 紫花地丁 ★★ | 堇菜科，全草 | 药材多皱缩成团。主根长圆锥形，淡黄棕色。叶基生，灰绿色，展平后叶片呈披针形或卵状披针形，边缘具钝锯齿，**两面有毛**；叶柄细，上部具明显狭翅。花茎纤细；**花瓣 5，紫堇色或淡棕色；花距细管状**。蒴果椭圆形或 3 裂。气微，味微苦而稍黏 |
| 金钱草 ★ | 报春花科，全草 | 药材常缠结成团，无毛或被疏柔毛。茎扭曲，表面棕色或暗棕红色，有纵纹，**断面实心**。叶对生，多皱缩，展平后呈宽卵形或心形，全缘；上表面灰绿色或棕褐色，下表面色较浅，主脉明显突起，**用水浸后，对光透视可见黑色或褐色条纹**。蒴果球形。气微，味淡 |

续表

| 中药 | 来源 | 性状鉴别（个别药物增加粉末显微鉴别） |
|---|---|---|
| 广金钱草★★★ | 豆科，地上部分 | 药材茎呈圆柱形，长可达1m；密被黄色伸展的短柔毛；质稍脆，断面中部有髓。叶互生，小叶1或3，圆形或矩圆形，基部心形或钝圆，全缘；上表面黄绿色或灰绿色，无毛，下表面具灰白色紧贴的绒毛，侧脉羽状；托叶1对，披针形，气微香，味微甘 |
| 广藿香★ | 唇形科，地上部分 按产地不同分石牌广藿香及海南广藿香 | 药材茎略呈方柱形，多分枝，表面被柔毛；质脆，易折断，断面中部有髓；老茎类圆柱形，被灰褐色栓皮。叶对生，皱缩成团，展平后叶片呈卵形或椭圆形，两面均被灰白色绒毛；边缘具大小不规则的钝齿；叶柄细，被柔毛。气香特异，味微苦 |
| 荆芥★ | 唇形科，地上部分 | 药材茎方柱形，上部有分枝，表面淡黄绿色或淡紫红色，被短柔毛；体轻，质脆，断面类白色。叶对生。穗状轮伞花序顶生；小坚果4，棕黑色。气芳香，味微涩而辛凉 |
| 薄荷★★ | 唇形科，地上部分 | 药材茎呈方柱形，有对生分枝，表面紫棕色或淡绿色，棱角处具茸毛，质脆，断面白色，髓部中空。叶对生，有短柄；叶片皱缩卷曲，完整者展平后呈宽披针形、长椭圆形或卵形，上表面深绿色，下表面灰绿色，稀被茸毛，有凹点状腺鳞。轮伞花序腋生。揉搓后有特殊清凉香气，味辛凉。以叶多（不得少于30%）、色绿深、气味浓者为佳 |

续表

| 中药 | 来源 | 性状鉴别（个别药物增加粉末显微鉴别） |
|---|---|---|
| 益母草★★★ | 唇形科，新鲜或干燥地上部分 | 药材鲜益母草：幼苗期无茎，**基生叶圆心形**。花前期茎呈方柱形，上部多分枝，四面凹下成纵沟，表面青绿色；质鲜嫩，断面中部有髓。叶交互对生，有柄；叶片青绿色，质鲜嫩，揉之有汁；下部茎生叶掌状3裂，上部叶羽状深裂或浅裂成3片，裂片全缘或具少数锯齿。气微，味微苦。干益母草：**茎方柱形，上部多分枝，四面凹下成纵沟**，表面灰绿色或黄绿色；体轻，质韧，**断面中部有白色髓**。叶形多种，茎中部叶交互对生，有柄；**叶片灰绿色，多皱缩和破碎，易脱落**；完整者下部叶掌状3裂，上部叶羽状深裂或3浅裂，最上部的叶不分裂，线形，近无柄。**轮伞花序腋生，小花淡紫色**。气微，味微苦。切段者长约2cm |
| 半枝莲★ | 唇形科，全草 | 药材无毛或花轴上疏被毛。根纤细。**茎丛生，较细，方柱形**；表面暗紫色或棕绿色。**叶对生**，有短柄；叶片多皱缩，展平后呈**三角状卵形或披针形**，全缘或有少数不明显的钝齿；上表面暗绿色，下表面灰绿色。**花单生于茎枝上部叶腋**。果实扁球形，浅棕色。气微，味微苦 |

续表

| 中药 | 来源 | 性状鉴别（个别药物增加粉末显微鉴别） |
|---|---|---|
| 香薷 ★★★ | 唇形科，石香薷或江香薷的干燥地上部分。前者习称"青香薷"，后者习称"江香薷" | 药材青香薷：**基部紫红色，上部黄绿色或淡黄色，全体密被白色茸毛**。茎方柱形，基部类圆形，**节明显，质脆，易折断**。叶对生，叶片展平后呈长卵形或披针形，暗绿色或黄绿色。**穗状花序顶生及腋生**。**小坚果4**，近圆球形，具网纹。**气清香而浓，味微辛而凉**。药材江香薷：**表面黄绿色，质较柔软**。果实表面具疏网纹 |
| 肉苁蓉 ★★★★ | 列当科，带鳞叶的肉质茎 | 药材肉苁蓉：呈扁圆柱形，稍弯曲，**表面棕褐色或灰棕色，密被覆瓦状排列的肉质鳞叶**。体重，质硬，微有柔性，不易折断，**断面棕褐色，有淡棕色点状维管束，排列成波状环纹**。气微，味甜、微苦。管花肉苁蓉：呈类纺锤形、扁纺锤形或扁柱形，稍弯曲。表面棕褐色至黑褐色。断面颗粒状，灰棕色至灰褐色，**点状维管束散生** |
| 锁阳 ★★ | 锁阳科，肉质茎 | 药材呈扁圆柱形，微弯曲，表面棕色或棕褐色，**粗糙，具明显纵沟和不规则凹陷**，有的残存三角形的黑棕色鳞片。体重，质硬，难折断，断面浅棕色或棕褐色，**有黄色三角状维管束**。气微，味甘而涩 |

续表

| 中药 | 来源 | 性状鉴别（个别药物增加粉末显微鉴别） |
|---|---|---|
| 穿心莲★★★ | 爵床科，地上部分 | 药材茎呈方柱形，多分枝，节稍膨大；质脆，易折断。单叶对生；叶片皱缩、易碎，完整者展开后呈披针形或卵状披针形，全缘或波状；上表面绿色，下表面灰绿色，两面光滑。气微，味极苦。<br>【显微鉴别】上下表皮均有增大的晶细胞，内含**大型螺状钟乳体**，较大端有脐样点痕，层纹波状。下表皮气孔直轴式，副卫细胞**大小悬殊**，少数为不定式。另有腺鳞和非腺毛 |
| 白花蛇舌草★★ | 茜草科，全草 | 药材扭缠成团状，灰绿色或灰棕色。主根1条，须根纤细。茎细而卷曲，具纵棱。叶对生，多破碎，极皱缩，易脱落，完整叶片线形；有托叶，膜质，下部联合，顶端有细齿。花单生或对生于叶腋，多具梗。蒴果扁球形，顶端具4枚宿存的萼齿。气微，味淡 |
| 车前草★ | 车前科，全草 | 药材车前：**根丛生，须状**。叶基生，具长柄；叶片皱缩，展平后呈卵状椭圆形或宽卵形，表面灰绿色或污绿色，具明显弧形脉5～7条；全缘或有不规则波状浅齿。**穗状花序数条**，花茎长。蒴果盖裂，萼宿存。气微香，味微苦。<br>药材平车前：**主根直而长**。叶片较狭，长椭圆形或椭圆状披针形 |

| 中药 | 来源 | 性状鉴别（个别药物增加粉末显微鉴别） |
|---|---|---|
| 茵陈 ★★ | 菊科，地上部分 春季采收的习称"绵茵陈"，秋季采收的称"花茵陈" | 药材绵茵陈：多卷曲成团状，灰白色或灰绿色，**全体密被白色茸毛，绵软如绒**。茎细小，除去表面白色茸毛后可见明显纵纹；质脆，易折断。叶具柄；展平后**叶片呈一至三回羽状分裂**。气清香，味微苦。<br>药材花茵陈：茎呈圆柱形，多分枝，表面**淡紫色或紫色**，有纵条纹，被短柔毛；体轻，质脆，断面类白色。叶密集，下部叶二至三回羽状深裂，两面密被白色柔毛；茎生叶一至二回羽状全裂，基部抱茎，**裂片细丝状**。头状花序卵形，多数集成圆锥状，有短梗。**瘦果长圆形，黄棕色**。气芳香，味微苦 |
| 青蒿 ★ | 菊科，地上部分 | 药材茎呈圆柱形，上部多分枝，表面**黄绿色或棕黄色**，具纵棱线；质略硬，易折断，断面中部有髓。叶互生，暗绿色或棕绿色，卷缩易碎，完整者展平后为三回羽状深裂，两面被短毛。气香特异，味微苦。<br>饮片呈不规则的段，切面黄白色，**髓白色** |
| 大蓟 ★ | 菊科，地上部分 | 药材茎呈圆柱形，表面绿褐色或棕褐色，**有数条纵棱，被丝状毛**；断面灰白色，髓部疏松或中空。叶皱缩，多破碎，完整叶片展平后呈倒披针形或倒卵状椭圆形，**羽状深裂，边缘具大小不等长的针刺**；两面均具灰白色丝状毛。头状花序顶生，球形或椭圆形，总苞黄褐色，羽状冠毛灰白色。气微，味淡 |

续表

| 中药 | 来源 | 性状鉴别（个别药物增加粉末显微鉴别） |
|------|------|-----------------------------------|
| 蒲公英 ★ | 菊科，全草 | 药材呈皱缩卷曲的团块。根呈圆锥形，多弯曲，表面**棕褐**色，抽皱，根头部有棕褐色或黄白色的茸毛，**叶基生**，多皱缩破碎，完整叶片呈倒披针形，绿褐色或暗灰绿色，基部渐狭，下延呈柄状，下表面主脉明显。花茎一至数条，每条顶生头状花序，花冠黄褐色或淡黄白色。有的可见多数具**白色冠毛的长椭圆形瘦果**。气微，味微苦 |
| 淡竹叶 ★★ | 禾本科，茎叶 | 药材茎呈圆柱形，有节，表面淡黄绿色，**断面中空**。叶鞘开裂。叶片披针形，表面浅绿色或黄绿色。叶脉平行，具横行小脉，形成长方形的网格状，下表面尤为明显。体轻，质柔韧。气微，味淡 |

# 八、藻、菌、地衣类中药

## 考点1★★★　藻、菌、地衣类中药的性状鉴定

**1. 藻类中药**

（1）**绿藻**多数生活在**淡水**中。植物体蓝绿色。药用的绿藻有石莼及孔石莼等。

（2）**红藻**绝大多数生长在**海水**中。植物体多数呈红色至紫色。药用的红藻有鹧鸪菜、海人草等。

（3）**褐藻**是藻类中比较高级的一大类群，绝大多数生活在**海水**中。植物体常呈褐色。细胞中常含**碘**。药用的褐藻有海藻、昆布等。

**2. 菌类中药**

（1）子囊菌包括**冬虫夏草**、蝉花、竹黄等。

（2）担子菌的药用部分主要是**子实体**，如马勃、灵芝

等；菌核，如猪苓、茯苓、雷丸等。

　　**菌核：**由疏丝组织和拟薄壁组织组成的坚硬团块（核状体），如茯苓、猪苓。

　　**子实体：**真菌（多是高等真菌）经过有性过程，形成能产生孢子的菌丝体结构，称子实体，如灵芝。

　　**子座：**是容纳子实体的菌丝褥座。子座形成后，常在其上或其内产生子实体。

　　**3. 地衣类中药**　地衣是**藻类和真菌的共生复合体**，如松萝科的**地衣**。

**考点 2 ★★★**　藻、菌、地衣类中药的来源、产地、采收加工及药材、饮片性状鉴别

| 中药 | 来源 | 性状鉴别（个别药物增加粉末显微鉴别） |
|------|------|-----------------------------------------|
| 海藻 ★★ | 马尾藻科，藻体 | 药材大叶海藻：皱缩卷曲，黑褐色，有的被白霜。主干呈圆柱状，具圆锥形突起，主枝自主干两侧生出，侧枝自主枝叶腋生出，**具短小刺状突起**。初生叶披针形或倒卵形，全缘或具粗锯齿；次生叶条形或披针形，叶腋间有着生条状叶的小枝。**气囊黑褐色，球形或卵圆形**。质脆，潮润时柔软；水浸后膨胀，肉质，黏滑。气腥，味微咸。<br>药材小叶海藻：较小。**分枝互生，无刺状突起**。叶条形或细匙形，先端稍膨大、中空。**气囊腋生，纺锤形或球形，囊柄较长**。质较硬 |

续表

| 中药 | 来源 | 性状鉴别（个别药物增加粉末显微鉴别） |
|---|---|---|
| 冬虫夏草 ★ | 麦角菌科真菌冬虫夏草寄生在蝙蝠蛾科昆虫幼虫上的子座及幼虫尸体的干燥复合体 | 药材由虫体与从虫体头部长出的真菌子座相连而成。虫体似蚕，表面深黄色至黄棕色，有 20～30 条环纹，头部红棕色；足 8 对，中部 4 对较明显；质脆，易折断，断面略平坦，淡黄白色。子座细长圆柱形，表面深棕色至棕褐色，有细纵皱纹，上部稍膨大；质柔韧，断面类白色。气微腥，味微苦。<br>以完整、虫体丰满肥大、外色黄亮、内部色白、子座短者为佳 |
| 灵芝 ★ ★ | 多孔菌科，真菌赤芝或紫芝的干燥子实体 | 药材赤芝：形如伞状，菌盖肾形、半圆形或近圆形，皮壳坚硬，黄褐色或红褐色，有光泽，具环状棱纹和辐射状皱纹，边缘薄而平截，常向内卷。菌肉白色至浅棕色。菌柄圆柱形，侧生，红褐色至紫褐色，光亮。孢子细小，黄褐色。气微香，味苦涩。<br>药材紫芝：皮壳紫黑色，有漆样光泽。菌肉锈褐色。<br>栽培品：子实体较粗壮、肥厚，皮壳外常被有大量粉尘样的黄褐色孢子 |

续表

| 中药 | 来源 | 性状鉴别（个别药物增加粉末显微鉴别） |
|------|------|----------------------------------------|
| 茯苓<br>★<br>★ | **多孔菌科**，真菌茯苓的干燥菌核"**发汗**" | 药材**茯苓个**：呈类**球形、椭圆形、扁圆形**或不规则团块，大小不一。**外皮薄而粗糙**，棕褐色至黑褐色，有明显的皱缩纹理。**体重**，质坚实，**断面颗粒性**，有的具裂隙，外层淡棕色，内部白色，少数淡红色，有的中间抱有松根（习称茯神）。气微，味淡，嚼之粘牙。<br>**茯苓块**：为去皮后切制的茯苓，呈立方块状或方块状厚片，大小不一。**白色、淡红色或淡棕色**。<br>**茯苓片**：为去皮后切制的茯苓，呈不规则厚片，厚薄不一。白色、淡红色或淡棕色。<br>**茯苓皮**：呈长条形或不规则块片，大小不一。外表面棕褐色至黑褐色，**有疣状突起**；内面淡棕色，并常伴有白色或淡红色的皮下部分。质较松软，略具弹性。气微，味淡；嚼之粘牙。<br>以体重质坚实、外皮色棕褐、皮纹细、无裂隙、断面白色细腻、粘牙力强者为佳。<br>**饮片茯神**：为类方形的片块，表面白色至类白色，较平坦，**中间或一侧有类圆形松根木**。质硬，折断面较粗糙。<br>【显微鉴别】不规则颗粒状团块和分枝状团块无色，**遇水合氯醛液溶化**；菌丝无色或淡棕色，细长，稍弯曲，有分枝 |

续表

| 中药 | 来源 | 性状鉴别（个别药物增加粉末显微鉴别） |
|------|------|-----|
| 猪苓 ★★ | 多孔菌科，真菌猪苓的干燥菌核 | 药材呈条形、类圆形或扁块状，表面黑色、灰黑色或棕黑色，皱缩或有瘤状突起。体轻，质硬，断面类白色或黄白色，略呈颗粒状。气微，味淡。<br>【显微鉴别】菌丝黏结成团（菌丝团），大多无色。散在的菌丝细长、弯曲，有的可见横隔，有分枝或呈结节状膨大。草酸钙结晶呈正八面体形、规则的双锥八面体形或不规则多面体 |
| 雷丸 ★ | 白蘑科，真菌雷丸的干燥菌核 | 药材为类球形或不规则团块，表面黑褐色或棕褐色，有略隆起的不规则网状细纹。质坚实，不易破裂，断面不平坦，白色或浅灰黄色，常有黄白色大理石样纹理。气微，味微苦，嚼之有颗粒感，微带黏性，久嚼无渣。<br>饮片呈不规则团块或碎块 |

# 九、树脂类中药

## 考点1★★★ 树脂的化学组成和分类

**1. 单树脂类** 树脂中一般**不含或很少含挥发油、树胶及游离芳香酸**。通常又可以分成：①酸树脂：主成分为树脂酸，如松香。②酯树脂：**主成分为树脂酯，如枫香脂、血竭**等。③混合树脂：无明显的主成分，如洋乳香等。

**2. 胶树脂类** 主成分为树脂和树胶，如藤黄。

**3. 油胶树脂类** 主成分为树脂、挥发油和树胶，如乳香、没药、阿魏等。

**4. 油树脂类** 主成分为树脂与挥发油，如松油脂、加拿大油树脂等。

**5.香树脂类** 主成分为树脂、游离芳香酸（香脂酸）、挥发油，如苏合香、安息香等。

**考点 2 ★★★ 树脂类中药的来源、产地、采收加工及药材、饮片性状鉴别**

| 中药 | 来源 | 性状鉴别 |
|------|------|---------|
| 乳香 ★★★ | 橄榄科，树皮切伤后渗出的树脂。分为索马里乳香和埃塞俄比亚乳香，每种乳香又分为乳香珠和原乳香 | 药材呈长卵形滴乳状、类圆形颗粒或黏合成大小不等的不规则块状物。大者长达 2cm（乳香珠）或 5cm（原乳香）。表面黄白色，半透明，被有黄白色粉末，久存则颜色加深。质脆，遇热软化。破碎面有玻璃样或蜡样光泽。具特异香气，味微苦。<br>本品燃烧时显油性，冒黑烟，有香气；加水研磨成白色或黄白色乳状液 |
| 没药 ★★★ | 橄榄科，干燥树脂。主产于索马里、埃塞俄比亚、阿拉伯半岛南部及印度等地。以索马里所产质量最佳 | 药材天然没药：呈不规则颗粒性团块，大小不等，表面黄棕色或红棕色，近半透明，部分呈棕黑色，被有黄色粉尘。质坚脆，破碎面不整齐，无光泽。有特异气香，味苦而微辛。<br>药材胶质没药：呈不规则块状和颗粒，多黏结成大小不等的团块。表面棕黄色至棕褐色，不透明。质坚实或疏松。有特异香气，味苦而有黏性。<br>本品粉末乙醚滤液置蒸发皿中挥尽后，残留的黄色液体滴加硝酸，显褐紫色。<br>本品粉末加香草醛试液数滴，天然没药立即显红色，继而变为红紫色；胶质没药立即显紫红色，继而变为蓝紫色 |

续表

| 中药 | 来源 | 性状鉴别 |
|------|------|----------|
| 阿魏 ★ | 伞形科，树脂 | 呈不规则的块状和脂膏状。颜色深浅不一，**表面蜡黄色至棕黄色**。块状者体轻，质地似蜡，断面稍有孔隙；新鲜切面颜色较浅，放置后色渐深。腊膏状者黏稠，灰白色。**具强烈而持久的蒜样特异臭气，味辛辣，嚼之有灼烧感** |
| 血竭 ★ | 棕榈科，果实渗出的树脂经加工制成，主产于印度尼西亚的加里曼丹、爪哇、苏门答腊，马来西亚等地 | 采集成熟果实，充分晒干，加贝壳同入笼中强力振摇，松脆的红色树脂块即脱落，筛去果实鳞片及杂质，**用布包起，入热水中使软化成团**，取出放冷，即为原装血竭。药材略呈**类圆四方形或方砖形**，表面暗红色，有光泽，附有因摩擦而成的红粉。质硬而脆，破碎面红色。粉末砖红色。气微、味淡。**在水中不溶，在热水中软化**。饮片呈**不规则形的小块**，表面暗红色至黑红色，微显光泽，**手触之易沾染**。质坚脆。气微，味淡。研成细粉，呈红色。本品粉末，置白纸上，用火隔纸烘烤即熔化，但无扩散的油迹，对光照视呈鲜艳的红色。以火燃烧则产生呛鼻的烟气 |

# 十、其他类中药

**考点★★★** 其他类中药的来源、产地、采收加工及药材、饮片性状鉴别

| 中药 | 来源 | 性状鉴别（个别增加粉末显微鉴别） |
|---|---|---|
| 海金沙★★★ | 海金沙科，成熟孢子 | 药材呈粉末状，棕黄色或浅棕黄色。体轻，手捻有光滑感，置手中易由指缝滑落。气微，味淡。将海金沙末撒在水中则浮于水面，加热始逐渐下沉；将其少量撒于火上，即发出轻微爆鸣及明亮的火焰。<br>【显微鉴别】镜下均为孢子，呈四面体观，顶面观三面锥形，可见三叉状裂隙，外壁有颗粒状雕纹 |
| 青黛★★★ | 爵床科植物马蓝、蓼科植物蓼蓝或十字花科植物菘蓝的叶或茎叶经加工制得的干燥粉末、团块或颗粒 | 夏、秋两季，当植物的叶生长茂盛时，割取茎叶，置大缸或木桶中，加入清水，浸泡2～3昼夜至叶腐烂，茎脱皮时，捞去茎枝叶渣，每50kg茎叶加石灰4～5kg，充分搅拌，待浸液由乌绿色转变为紫红色时，捞取液面蓝色泡沫状物，晒干。<br>药材为深蓝色的粉末，体轻，易飞扬；或呈不规则多孔性的团块、颗粒，用手搓捻即成细末。微有草腥气，味淡。取本品少量，用微火灼烧，有紫红色烟雾发生。取本品少量，滴加硝酸，产生气泡并显棕红色或黄棕色。<br>以蓝色均匀、体轻能浮于水面、火烧产生紫红色烟雾较长者为佳 |

续表

| 中药 | 来源 | 性状鉴别（个别增加粉末显微鉴别） |
|---|---|---|
| 儿茶 ★★ | 豆科，儿茶的去皮枝、干的干燥煎膏，又称"儿茶膏"或"黑儿茶" | 药材呈方形或不规则块状，大小不一。表面棕褐色或黑褐色，光滑而稍具光泽。质硬，易碎，断面不整齐，具光泽，有细孔，遇潮有黏性。气微，味涩、苦，略甜甜。取火柴杆浸于本品水浸液中，使轻微着色，待干燥后，再浸入盐酸中立即取出，置火焰附近烘烤，杆上即显深红色。饮片呈不规则破碎颗粒状 |
| 冰片（合成龙脑）★ | 樟脑、松节油等经化学方法合成的结晶，又称合成龙脑，习称机制冰片 | 药材为无色透明或白色半透明的片状松脆结晶。气清香，味辛、凉。具挥发性，点燃发生浓烟，并有带光的火焰。在乙醇、三氯甲烷或乙醚中易溶，在水中几乎不溶。熔点为 $205\sim210℃$ |
| 天然冰片（右旋龙脑）★ | 樟科植物樟的新鲜枝、叶经提取加工制成 | 药材为白色结晶性粉末或片状结晶。气清香，味辛、凉。具挥发性，点燃时有浓烟，火焰呈黄色。在乙醇、三氯甲烷或乙醚中易溶，在水中几乎不溶。熔点 $204\sim209℃$。比旋度 $+34°\sim+38°$ |
| 五倍子 ★ | 漆树科，虫瘿五倍子的产生必须兼有寄主盐肤木类植物、五倍子蚜虫和过冬寄主提灯藓类植物等三要素 | 药材肚倍：呈长圆形或纺锤形囊状，表面灰褐色或灰棕色，微有柔毛。质硬而脆，易破碎，断面角质样，有光泽，内壁平滑，有黑褐色死蚜虫及灰色粉末状排泄物。气特异，味涩。药材角倍：呈菱形，具不规则的钝角状分枝，柔毛较明显，壁较薄 |

# 第二节　常用动物类中药的鉴别

**考点1★★★　常用动物类中药的药用部位**

**1. 动物的干燥整体**　如水蛭、全蝎、蜈蚣、斑蝥、土鳖虫、虻虫、九香虫等。

**2. 除去内脏的动物体**　如地龙、蛤蚧、乌梢蛇、蕲蛇、金钱白花蛇等。

**3. 动物体的某一部分**

（1）**角类：** 如鹿茸、鹿角、羚羊角、水牛角等。

（2）**鳞、甲类：** 如龟甲、鳖甲等。

（3）**骨类：** 如豹骨、狗骨、猴骨等。

（4）**贝壳类：** 如石决明、牡蛎、珍珠母、海螵蛸、蛤壳、瓦楞子等。

（5）**脏器类：** 如哈蟆油、鸡内金、鹿鞭、海狗肾、水獭肝、刺猬皮等。

**4. 动物的生理产物**

（1）**分泌物：** 如麝香、蟾酥、熊胆粉、虫白蜡、蜂蜡等。

（2）**排泄物：** 如五灵脂、蚕砂、夜明砂等。

（3）**其他生理产物：** 如蝉蜕、蛇蜕、蜂蜜、蜂房等。

**5. 动物的病理产物**　如珍珠、僵蚕、牛黄、马宝、猴枣、狗宝等。

**6. 动物体某一部分的加工品**　如阿胶、鹿角胶、鹿角霜、龟甲胶、血余炭、水牛角浓缩粉等。

**考点2★　动物类中药的性状鉴别特征**

**质地，** 如水蛭质脆，易折断，断面胶质样；特殊的气，如麝香有特异的香气，蟾酥粉末嗅之作嚏；味，如蜂蜜味极甜，牛黄先苦而后甜，有清凉感等。

**手试法**，如毛壳麝香手捏有弹性；麝香仁以水润湿，手搓能成团，轻揉即散，不应粘手、染手、顶指或结块。

**水试法**，熊胆仁投于水杯中，即在水面旋转并呈现黄线下降而不扩散；牛黄水液可使指甲染黄，习称"挂甲"。

**火试法**，如麝香仁撒于炽热坩埚中灼烧，初则迸裂，随即熔化膨胀起泡，浓香四溢，灰化后呈白色灰烬，无毛、肉焦臭，无火焰或火星。马宝粉末置于锡箔纸上加热，其粉末聚集，并发出马尿臭等。

**考点3 ★★★　动物类中药的来源、产地、采收加工及药材、饮片性状鉴别**

### 1. 环节动物

| 中药 | 来源 | 性状鉴别 |
|---|---|---|
| 地龙 ★★ | 钜蚓科，干燥体分为"广地龙""沪地龙" | 药材广地龙：呈长条状薄片，弯曲，边缘略卷。全体具环节，背部棕褐色至紫灰色，腹部浅黄棕色；第14～16环节为生殖带，习称"白颈"，较光亮。刚毛圈粗糙而硬，色稍浅。雄生殖孔在第18环节腹侧刚毛圈一小孔突上。受精囊孔2对。体轻，略呈革质，不易折断。气腥，味微咸。药材沪地龙：全体具环节，背部棕褐色至黄褐色，腹部浅黄棕色。受精囊孔3对 |

续表

| 中药 | 来源 | 性状鉴别 |
|------|------|----------|
| 水蛭 ★★ | 水蛭科，干燥全体 | 药材蚂蟥：为扁平纺锤形，有多数环节，背部黑褐色或黑棕色，用水浸后，可见黑色斑点排成 5 条纵纹；腹面平坦，棕黄色；两侧棕黄色。前端略尖，后端钝圆。两端各具一吸盘，前吸盘不显著，后吸盘较大。质脆，易折断，断面胶质状。气微腥。<br>水蛭：呈扁长圆柱形，体多弯曲扭转。<br>柳叶蚂蟥：狭长而扁 |

## 2.软体动物

| 中药 | 来源 | 性状鉴别 |
|------|------|----------|
| 珍珠 ★ | 珍珠贝科，双壳类动物受刺激而形成的珍珠 | 药材呈类球形、卵圆形、长圆形或棒形，表面类白色、浅粉红色、浅黄绿色或浅蓝色，半透明，平滑或微有凹凸，具特有的彩色光泽。质坚硬，破碎面显层纹。气微，味淡 |

续表

| 中药 | 来源 | 性状鉴别 |
|------|------|----------|
| 石决明★★★ | 鲍科动物，杂色鲍（九孔鲍）、皱纹盘鲍、羊鲍、澳洲鲍、耳鲍或白鲍的贝壳 | 药材**杂色鲍**：呈长卵圆形，内面观略呈耳形，**表面暗红色**，有多数不规则的螺肋和细密生长线，螺旋部小，体螺部大，从螺旋部顶处开始向右排列有**20余个疣状突起**，末端6～9个开孔，**孔口与壳面平**。内面光滑，具珍珠样彩色光泽。壳较厚，质坚硬，不易破碎。气微，味微咸。<br>**皱纹盘鲍**：呈长椭圆形，表面灰棕色，有**多数粗糙而不规则的皱纹**，生长线明显，常有苔藓类或石灰虫等附着物，末端4～5个开孔，**孔口突出壳面**。壳较薄。<br>**羊鲍**：近圆形，壳顶位于近中部而高于壳面，螺旋部与体螺部各占1/2，**在螺旋部边缘有2行整齐的突起**，尤以上部较为明显，末端4～5个开孔，呈管状。<br>**澳洲鲍**：呈扁平卵圆形，**表面砖红色**，螺旋部约为壳面的1/2，螺肋和生长线呈波状隆起，**疣状突起30余个**，末端7～9个开孔，孔口突出壳面。<br>**耳鲍**：狭长，略扭曲，**呈耳状**，表面光滑，具翠绿色、紫色及褐色等多种颜色形成的斑纹，螺旋部小，体螺部大，疣状突起的末端5～7个开孔，**孔口与壳平**，多为椭圆形。壳薄，质较脆。<br>**白鲍**：呈卵圆形，表面砖红色，光滑，壳顶高于壳面，生长线颇为明显，螺旋部约为壳面的1/3，**疣状突起30余个**，末端9个开孔，**孔口与壳面平** |

续表

| 中药 | 来源 | 性状鉴别 |
|------|------|----------|
| 海螵蛸 ★★ | 乌贼科，干燥内壳 | **药材无针乌贼**：呈扁长椭圆形，边缘薄，中间厚，背面有瓷白色脊状隆起，有不甚明显的细小疣点状突起；腹面白色，自尾端到中部有细密波状横层纹；角质缘半透明，尾部较宽平，**无骨针**。体轻，质松，易折断，断面粉质，显疏松层纹。气微腥，味微咸。<br>**金乌贼**：内壳较前者大，背面疣点明显，略作层状排列；腹面的细密波状横层纹占全体大部分，中间有纵向浅槽；尾部角质缘渐宽，向腹面翘起，**末端有一骨针**，多已断落 |
| 牡蛎 ★★ | 牡蛎科，贝壳 | **药材长牡蛎**：呈长片状，背腹缘几平行，右壳较小，鳞片坚厚，层状或层纹状排列。壳外面平坦或具数个凹陷，淡紫色、灰白色或黄褐色；内面瓷白色，壳顶两侧无小齿。左壳凹陷深，鳞片较右壳粗大，壳顶附着面小。质硬，断面层状，洁白。气微，味微咸。<br>**大连湾牡蛎**：呈类三角形，背腹缘呈"八"字形。右壳外面淡黄色，具疏松的同心鳞片，鳞片起伏成波浪状，内面白色。左壳同心鳞片坚厚，自壳顶部放射肋数个，明显。内面凹下呈盒状，铰合面小。<br>**近江牡蛎**：呈圆形、卵圆形或三角形等。右外壳稍不平，有灰、紫、棕、黄等色，环生同心鳞片，幼体者鳞片薄而脆，多年生长后鳞片层层相叠，内面白色，边缘有的淡紫色 |

### 3. 节肢动物

| 中药 | 来源 | 性状鉴别（个别药物增加粉末显微鉴别） |
|---|---|---|
| 全蝎<br>★ | 蛛形纲钳蝎科，干燥体 | 药材头胸部与前腹部呈扁平长椭圆形，后腹部呈尾状，皱缩弯曲，头胸部成绿褐色，前面有 1 对短小的**螯肢**及 1 对较长大的**钳状脚须**，形似蟹螯，背面覆有梯形背甲，前腹部由 **7 节**组成，第 **7 节**色深，背面绿褐色，后腹部棕黄色，**6 节**，末节有锐钩状毒刺，毒刺下方无距。气微腥，味咸。<br>【显微鉴别】体壁碎片淡黄色至黄色，外表皮表面观具有多角形网格样纹理及圆形毛窝，有时可见棕褐色或红棕色刚毛。刚毛具纵直纹理，髓腔细窄。横纹肌纤维多碎断，明带较暗带宽，明带中有一暗线，暗带有致密的短纵纹理 |
| 蜈蚣<br>★<br>★ | 多足纲蜈蚣科，干燥体 | 药材呈扁平长条形，由头部和躯干部组成，全体共 **22 个环节**。头部暗红色或红褐色，两侧贴有颚肢 1 对，前端两侧有触角 1 对。躯干部第 1 背板与头板同色，其余 **20 个背板**为棕绿色或墨绿色，具光泽；自第 2 节起，每体节两侧有步足 1 对，呈弯钩形，最末一对步足尾状，故又称尾足，易脱落。质脆，断面有裂隙。气微腥，并有特殊刺鼻的臭气，味辛、微咸 |

续表

| 中药 | 来源 | 性状鉴别（个别药物增加粉末显微鉴别） |
|---|---|---|
| 土鳖虫 ★★★ | 昆虫纲鳖蠊科，雌虫干燥体 | 药材地鳖：呈扁平卵形，前端较窄，后端较宽，背部紫褐色，具光泽，无翅。前胸背板较发达，盖住头部；腹背板9节，呈覆瓦状排列。腹面红棕色，头部较小，有丝状触角1对，常脱落，胸部有足3对，具细毛和刺。腹部有横环节。质松脆，易碎。气腥臭，味微咸。<br>冀地鳖：背部黑棕色，通常在边缘带有淡黄褐色斑块及黑色小点 |
| 桑螵蛸 ★★ | 昆虫纲螳螂科昆虫大刀螂（团螵蛸）、小刀螂（长螵蛸）或巨斧螳螂（黑螵蛸）的干燥卵鞘 | 药材团螵蛸：略呈圆柱形或半球形，由多层膜状薄片叠成，表面浅黄褐色，上面带状隆起不明显，底面平坦或有凹沟。体轻，质松而韧，横断面可见外层为海绵状，内层为许多放射状排列的小室，室内各有一细小椭圆形的卵，深棕色，有光泽。气微腥，味淡或微咸。<br>长螵蛸：略呈长条形，一端较细，表面灰黄色，上面带状隆起明显，带的两侧各有一条暗棕色浅沟及斜向纹理。质硬而脆。<br>黑螵蛸：略呈平行四边形，表面灰褐色，上面带状隆起明显，两侧有斜向纹理。质硬而韧 |
| 斑蝥 ★ | 昆虫纲芫青科，干燥体 | 药材南方大斑蝥：呈长圆形，头及口器向下垂，有较大的复眼及触角各1对，触角多已脱落。背部具革质鞘翅1对，黑色，有3条黄色或棕黄色的横纹；鞘翅下面有棕褐色薄膜状透明的内翅2片。胸腹部乌黑色，胸部有足3对。有特殊的臭气。<br>黄黑小斑蝥：体型较小 |

续表

| 中药 | 来源 | 性状鉴别（个别药物增加粉末显微鉴别） |
|---|---|---|
| 僵蚕 ★★ | 昆虫纲蚕蛾科昆虫家蚕的 4～5 龄幼虫因感染白僵菌而致死的干燥体 | 药材略呈圆柱形，多弯曲皱缩。表面灰黄色，被有白色粉霜状的气生菌丝和分生孢子。头部较圆，足 8 对，体节明显。质硬而脆，易折断，断面平坦，外层白色，中间有亮棕色或亮黑色的丝腺环 4 个。气微腥，味微咸。<br>【显微鉴别】菌丝体近无色，细长卷曲缠结在体壁碎片中。气管壁碎片略弯曲或呈弧状，具棕色或深棕色的螺旋丝。表皮组织表面具网格样皱缩纹理及圆形毛窝。刚毛黄色或黄棕色，表面光滑，壁稍厚 |
| 蜂蜜 ★★ | 昆虫纲蜜蜂科昆虫所酿的蜜 | 药材为半透明、带光泽、浓稠的液体，白色至淡黄色或橘黄色至黄褐色，放久或遇冷渐有白色颗粒状结晶析出。气芳香，味极甜。<br>相对密度应在 1.349 以上 |

### 4. 脊索动物

| 中药 | 来源 | 性状鉴别 |
|---|---|---|
| 海马 ★★ | 鱼纲海龙科，干燥体 | 药材线纹海马：呈扁长形而弯曲，表面黄白色。头略似马头，有冠状突起，具管状长吻。躯干部七棱形，尾部四棱形，渐细卷曲，体上有瓦楞形节纹并具短棘。体轻，骨质，坚硬。气微腥，味微咸 |

续表

| 中药 | 来源 | 性状鉴别 |
|------|------|---------|
| 蟾酥 ★★★ | 两栖纲蟾蜍科。干燥分泌物。采收加工时忌用铁器，以免变黑 | 药材呈扁圆形团块状或片状。棕褐色或红棕色。气微腥，味初甜而后有持久的麻辣感，粉末嗅之作嚏。<br>以色红棕、断面角质状、半透明、有光泽者为佳 |
| 龟甲 ★ | 爬行纲龟科动物乌龟的干燥背甲及腹甲，加工品有"血板"和"烫（汤）板" | 药材背甲及腹甲由甲桥相连。背甲呈长椭圆形拱状，外表面棕褐色或黑褐色，脊棱3条；颈盾1块，前窄后宽，椎盾5块；肋盾两侧对称，各4块；缘盾每侧11块；臀盾2块。腹甲呈板片状，近长方椭圆形，外表面淡黄棕色至棕黑色，盾片12块，每块常具紫褐色放射状纹理；内表面黄白色至灰白色，有的略带血迹或残肉，除净后可见骨板9块，呈锯齿状嵌接；两侧残存左翼状向斜上方弯曲的甲桥。质坚硬。气微腥，味微咸 |
| 鳖甲 ★ | 爬行纲鳖科动物鳖的背甲 | 药材呈椭圆形或卵圆形，背面隆起，外表面黑褐色或墨绿色，略有光泽，具细网状皱纹和灰黄色或灰白色斑点，中间有一条纵棱，两侧各有左右对称的横凹纹8条。内表面类白色，中部有突起的脊椎骨，两侧有对称的肋骨各8条，伸出边缘。质坚硬。气微腥，味淡 |

续表

| 中药 | 来源 | 性状鉴别 |
|---|---|---|
| 蛤蚧 ★ ★ | 爬行纲壁虎科动物蛤蚧除去内脏的干燥体 | 药材呈**扁片状**，头颈部约占 1/3，**头略呈扁三角形**，两眼多凹陷成窟窿，口内角质细齿，生于颚的边缘，无异型大齿。吻部半圆形，**吻鳞不切鼻孔**，与鼻鳞相连。四足均有 **5 趾**，趾间仅具蹼迹，足趾底面具**吸盘**。尾细而坚实，微现骨节，有 6～7 个银灰色环带。全身密被圆形或多角形微有光泽的细鳞。气腥，味微咸 |
| 金钱白花蛇 ★ ★ ★ | 爬行纲眼镜蛇科动物银环蛇的幼蛇除去内脏的干燥体 | 药材呈**圆盘状**，盘径 3～6cm，蛇体**直径 0.2～0.4cm**。头盘在中间，**尾细，常纳口中**，口腔内上颌骨前端**有毒沟牙 1 对**，**鼻间鳞 2 片**，背部黑色或灰黑色，有白色环纹 45～58 个，黑白相间，白环纹在背部宽 1～2 行鳞片，向腹面渐宽，黑环纹宽 3～5 行鳞片，背正中明显突起一条**脊棱**，脊鳞扩大呈**六角形**，背鳞细密，**通身 15 行**，尾下鳞单行。气微腥，味微咸 |
| 蕲蛇 ★ ★ | 爬行纲蝰科动物五步蛇除去内脏的干燥体 | 药材卷呈**圆盘状**。头在中间稍向上，呈三角形而扁平，吻端向上，习称"**翘鼻头**"。上腭有管状毒牙，中空尖锐。背部两侧各有黑褐色与浅棕色组成的"**V**"形斑纹 17～25 个，其"V"形的两上端在背中线上相接，习称"**方胜纹**"。腹部灰白色，有黑色类圆形的斑点，习称"**连珠斑**"。尾部骤细，**末端有三角形深灰色的角质鳞片 1 枚**。气腥，味微咸 |

续表

| 中药 | 来源 | 性状鉴别 |
|------|------|----------|
| 乌梢蛇 ★ ★ ★ | 爬行纲**游蛇科**动物乌梢蛇除去内脏的干燥体 | 药材呈**圆盘状**，表面黑褐色或绿黑色，密被菱形鳞片；**背鳞行数成双，背中央2～4行鳞片强烈起棱，形成两条纵贯全体的黑线**。头盘在中间，扁圆形，眼大而下凹陷，有光泽。**脊部高耸成屋脊状**。尾部渐细而长，**尾下鳞双行**。气腥，味淡 |
| 鸡内金 ★ ★ | 鸟纲**雉科**动物家鸡的干燥沙囊内壁 | 药材呈**不规则卷片**，表面黄色、黄绿色或黄褐色，**薄而半透明**，具明显的条状皱纹。质脆，易碎，**断面角质样，有光泽**。气微腥，味微苦。饮片炒鸡内金：表面暗黄褐色至焦黄色，用放大镜观察，显颗粒状或微细泡状。轻折即断，断面有光泽 |

续表

| 中药 | 来源 | 性状鉴别 |
|---|---|---|
| 鹿茸 ★★★ | 哺乳纲鹿科动物梅花鹿（花鹿茸、黄毛茸）或马鹿（马鹿茸、青毛茸）的雄性未骨化密生茸毛的幼角 | **药材花鹿茸**：呈圆柱状分枝，具一个分枝者习称"**二杠**"，主枝习称"**大挺**"，离锯口约1cm处分出侧枝，习称"**门庄**"，直径较大挺略细。外皮红棕色或棕色，多光润，**表面密生红黄色或棕黄色细茸毛**，上端较密，下端较疏，**分岔间具1条灰黑色筋脉**，皮茸紧贴。锯口黄白色，**外围无骨质，中部密布细孔**。具两个分枝者习称"**三岔**"。体轻。气微腥，味微咸。<br>**二茬茸（再生茸）**：主枝长而不圆或下粗上细，下部有纵棱筋，皮灰黄色，茸毛较粗糙，锯口外围多已骨化。**体较重，无腥气**。<br>**砍茸**：花鹿茸为带头骨的茸。两茸相距约7cm，脑骨前端平齐，后端有1对弧形骨，习称"**虎牙**"。脑骨白色，外附头皮，皮上密生茸毛。气微腥，味微咸。<br>**马鹿茸**：较花鹿茸粗大，**分枝较多**，侧枝一个者习称"**单门**"，二个者习称"**莲花**"，三个者习称"**三岔**"，四个者习称"**四岔**"或更多。按产地分为"**东马鹿茸**""**西马鹿茸**"。<br>**饮片花鹿茸**：花鹿茸尖部切片习称"**血片**""**蜡片**"，为圆形薄片，表面浅棕色或浅黄白色，**半透明**，微显光泽；外皮无骨质，周边粗糙，红棕色或棕色；质坚韧；气微腥，味微咸。中上部的切片习称"**蛋黄片**"，切面黄白色或粉白色，中间有极小的蜂窝状细孔。下部习称"**老角片**"，为圆形或类圆形厚片，表面粉白色或浅白色，中间有蜂窝状细孔，外皮无骨质或略具骨质，周边粗糙，红棕色或棕色。质坚脆 |

续表

| 中药 | 来源 | 性状鉴别 |
|---|---|---|
| 羚羊角 ★★★ | 哺乳纲牛科动物赛加羚羊的角，主产于**俄罗斯**，以**8～10月**捕捉锯下的角色泽最好，角色莹白 | 药材呈长圆锥形，略呈弓形弯曲，嫩枝对光透视有"**血丝**"或紫黑色斑纹，光润如玉，有10～16个隆起的**环脊**，用手握之，四指正好嵌入凹处。角基部横截面类圆形，内有坚硬质重的角柱，习称"**骨塞**"，骨塞长占全角的1/3～1/2，除去"骨塞"后，角的下半部呈空洞，全角呈半透明，**对光透视**，上半段中央有一条隐约可辨的细孔道直通角头，习称"**通天眼**"。质坚硬，气微，味淡。质嫩、色白、光润、内含红色斑纹、无裂纹者为佳。镑片以多折曲，白色半透明，纹丝直而微呈波状，质坚硬，不易拉断者为佳 |
| 麝香 ★ | 哺乳纲鹿科。成熟雄体香囊中的干燥分泌物 | 药材毛壳麝香：呈扁圆形或类椭圆形囊状体，开口面的皮革质棕褐色，略平，密生灰白色或灰棕色短毛，中间有1小囊孔。另一面为棕褐色略带紫色的皮膜，微皱缩，偶显肌肉纤维，略有弹性，内层皮膜呈棕色，内含颗粒状及粉末状的麝香仁和少量细毛及脱落的内层皮膜（习称"**银皮**"）。麝香仁：野生者质软，油润，疏松；其中呈不规则圆球形或颗粒状习称"**当门子**"。养殖者呈颗粒状、短条形或不规则团块。毛壳麝香以饱满、皮薄、仁多、捏之有弹性、香气浓烈者为佳。麝香仁以当门子多，颗粒色紫黑，粉末色棕褐，质柔润，香气浓烈者为佳 |

续表

| 中药 | 来源 | 性状鉴别 |
|---|---|---|
| 牛黄 ★★★ | 牛科，胆结石习称"**天然牛黄**"。在胆囊中产生的称"**胆黄**"或"**蛋黄**"，在胆管中产生的称"**管黄**"，在肝管中产生的称"**肝黄**" | 药材多呈卵形、类球形、四方形或三角形，大小不一，少数呈管状或碎片。表面黄红色至棕黄色，有的表面挂有一层黑色光亮的薄膜，习称"**乌金衣**"，有的具龟裂纹，体轻，质酥脆，易分层剥落，断面金黄色，可见细密的**同心层纹**，有的夹有白心。**气清香**，味先苦而后甘，**有清凉感**，嚼之易碎，不粘牙 |
| 人工牛黄 | 由牛胆粉、胆酸、猪去氧胆酸、牛磺酸、胆红素、胆固醇、微量元素等加工制成 | 药材为**黄色疏松粉末**，味苦，微甘 |

续表

| 中药 | 来源 | 性状鉴别 |
|------|------|----------|
| 体外培育牛黄 | 以牛科动物牛的新鲜胆汁作母液，加入去氧胆酸、胆酸、复合胆红素钙等制成 | 药材呈球形或类球形。表面光滑，呈黄红色至棕黄色。体轻，质松脆，断面有同心层纹。气香，味苦而后甘，有清凉感，嚼之易碎，不粘牙 |

# 第三节 常用矿物类中药的鉴别

## 考点1★ 矿物的性质

矿物类中药中以**天然矿物**入药的如朱砂、石膏、炉甘石、赭石等。以**矿物的加工品**入药的如轻粉、红粉、秋石等。以**动物或动物骨骼的化石**入药的如龙骨、石燕等。

**条痕及条痕色**：矿物在白色毛瓷板上划过后所留下的粉末痕迹称为条痕，粉末的颜色称为条痕色。**条痕色比矿物表面的颜色更为固定，更能反映矿物的本色，因而更具鉴定意义**。有的矿物表面的颜色与粉末颜色相同，如朱砂，也有的是不相同的，如**自然铜**，表面为亮淡黄色或棕褐色，而粉末为绿黑色或棕褐色。

## 考点2 ★★★ 矿物类中药的分类

矿物类中药通常是根据矿物所含主要成分的**阴离子**或**阳离子**的种类进行分类。

**1. 按阳离子分类法分类**

（1）朱砂、轻粉、红粉等为汞化合物类。

（2）磁石、自然铜、赭石等为铁化合物类。

（3）石膏、钟乳石、寒水石等为钙化合物类。

（4）雄黄、雌黄、信石等为砷化合物类。

（5）白矾、赤石脂等为铝化合物类。

（6）胆矾、铜绿等为铜化合物类。

（7）密陀僧、铅丹等为铅化合物类。

（8）芒硝、硼砂、大青盐等为钠化合物类。

（9）滑石为镁化合物类等。

**2. 按阴离子分类法分类**

（1）朱砂、雄黄、自然铜等为硫化合物类。

（2）石膏、芒硝、白矾为硫酸盐类。

（3）炉甘石、鹅管石为碳酸盐类。

（4）磁石、赭石、信石为氧化物类。

（5）轻粉为卤化物类等。

《中国药典》对矿物药采用**阴离子分类法**。

## 考点 3 ★★★　矿物类中药的来源、产地、采收加工及药材、饮片性状鉴别

| 中药 | 来源 | 性状鉴别 |
|---|---|---|
| 朱砂 ★★★ | **硫化物类矿物辰砂族辰砂。主含硫化汞 (HgS)** | 药材为粒状或块状集合体，呈颗粒状或块片状。鲜红色或暗红色，条痕红色至褐红色，具光泽。体重，质脆，片状者易破碎，**粉末状者有闪烁的光泽**。<br>饮片朱砂粉为朱红色极细粉末，体轻，用手指撮之无粒状物，以磁铁吸之，**无铁末** |

续表

| 中药 | 来源 | 性状鉴别 |
|------|------|----------|
| 雄黄 ★★★ | 硫化物类矿物雄黄族雄黄。主含二硫化二砷 ($As_2S_2$) | 药材为**块状或粒状集合体**，呈不规则块状。深红色或橙红色，条痕淡橘红色，晶面有金刚石样光泽。质脆，易碎，**断面具树脂样光泽**。微有特异臭气，味淡。<br>**精矿粉**为粉末状或粉末集合体，质松脆，手捏即成粉，橙黄色，**无光泽** |
| 自然铜 ★★★ | **硫化物类矿物黄铁矿族黄铁矿**。主含二硫化铁 ($FeS_2$) | 药材晶形多为**立方体**，集合体呈**致密块状**。表面亮淡黄色，有金属光泽；有的黄棕色或棕褐色，无金属光泽。具条纹，条痕绿黑色或棕红色。体重，质坚硬或稍脆，易砸碎，**断面黄白色，有金属光泽**；或**断面棕褐色，可见银白色亮星**。<br>饮片煅自然铜为小立方体或不规则的碎粒或粉末状，呈棕褐色至黑褐色或灰黑色，无金属光泽。质酥脆。略有酸醋气 |
| 赭石 ★★★ | **氧化物类矿物刚玉族赤铁矿**。主含三氧化二铁 ($Fe_2O_3$) | 药材为鲕状、豆状、肾状集合体。多呈不规则的扁平块状。暗棕红色或灰黑色，条痕樱红色或红棕色，有的有金属光泽。一面多有圆形的突起，习称"**钉头**"；另一面与突起相对应处有同样大小的**凹窝**。体重，质硬，砸碎后断面显层叠状。<br>以色棕红、断面层次明显、有"钉头"、无杂石者为佳（有钉头的煅后乌黑色，层层脱落，无钉者则为灰黑色） |

续表

| 中药 | 来源 | 性状鉴别 |
|---|---|---|
| 炉甘石 ★★★ | 碳酸盐类矿物方解石族菱锌矿。主含碳酸锌 ($ZnCO_3$) | 药材为块状集合体。呈不规则块状。灰白色或淡红色，表面粉性，无光泽，凹凸不平，多孔，似蜂窝状。体轻，易碎。气微，味微涩。饮片煅炉甘石呈白色、淡黄色或粉红色的粉末；体轻，质松软而细腻光滑 |
| 滑石 ★ | 硅酸盐类矿物滑石族滑石。主要含含水硅酸镁 [$Mg_3$($Si_4O_{10}$)($OH$)$_2$] | 药材多为块状集合体。呈不规则块状。白色、黄白色或淡蓝灰色，有蜡样光泽。质软，细腻，手摸有滑润感，无吸湿性，置水中不崩散。饮片滑石粉为类白色或白色、微细、无砂性的粉末，手摸之有滑腻感。在水、稀盐酸或稀氢氧化钠溶液中均不溶解 |
| 石膏 ★★★ | 硫酸盐类矿物硬石膏族石膏。主含含水硫酸钙 ($CaSO_4 \cdot 2H_2O$) | 药材为纤维状的集合体。呈长块状、板块状或不规则块状。白色、灰白色或淡黄色，有的半透明。体重，质软，纵断面具绢丝样光泽。饮片煅石膏为白色粉末或酥松块状物。表面透出微红色的光泽，不透明。体较轻，质软，易碎，捏之成粉 |
| 芒硝 ★★★ | 硫酸盐类矿物芒硝族芒硝，经加工精制的结晶体。主含含水硫酸钠 ($Na_2SO_4 \cdot 10H_2O$) | 药材为棱柱状、长方形或不规则块状及粒状。无色透明或类白色半透明。质脆，易碎，断面呈玻璃样光泽。气微，味咸。饮片玄明粉为白色粉末。气微，味咸。有引湿性 |

续表

| 中药 | 来源 | 性状鉴别 |
|------|------|----------|
| 硫黄<br>★<br>★ | 自然元素类矿物硫族自然硫；或用含硫矿物经加工制得。主含硫 (S) | 药材呈不规则块状。**黄色或略呈绿黄色**。表面不平坦，呈**脂肪光泽，常有多数小孔**。用手握紧置于耳旁，可闻轻微的爆裂声。体轻，质松，易碎，断面常呈针状结晶形。有**特异的臭气，味淡** |

# 第五章　中药制剂与剂型

## 第一节　固体制剂

## 一、散剂

### 考点1★★　散剂的特点

**优点：** ①因药物粉末的比表面积较大，易分散，吸收、起效迅速。②制备简便。③外用对疮面有一定的机械性保护作用，多用于口腔科、耳鼻喉科、伤科和外科等，也适于小儿给药。

**缺点：** 易吸湿或易氧化变质的药物、刺激性大的药物、含挥发性成分多且剂量大的药物不宜制成散剂。

### 考点2★★　散剂的分类

| 分类方式 | 分类 | |
|---|---|---|
| 按医疗用途分类 | 分为内服散剂和外用散剂 | |
| 按药物组成分类 | 分为单味药散剂和复方散剂 | |
| 按药物性质分类 | 普通散剂 | |
| | 特殊散剂 | 分为含毒性药散剂、含低共熔成分散剂、含液体成分散剂 |
| 按给药要求分类 | 分为分剂量散剂和非剂量散剂 | |

**考点 3 ★★★　散剂生产与贮藏的有关规定**

1. 供制备散剂的原料药均应粉碎。**内服散剂应为细粉；儿科用及局部用散剂应为最细粉。眼用散剂应为极细粉，且应无菌。**按照《中国药典》要求，**细粉指全部能通过五号筛且不少于 95% 的粉末可通过六号筛，最细粉指全部能通过六号筛且不少于 95% 的粉末可通过七号筛，极细粉指全部能通过八号筛且不少于 95% 的粉末可通过九号筛。**

2. 散剂应干燥、疏松、混合均匀、色泽一致。制备含**有毒性药、贵重药或药物剂量小的散剂时，应采用配研法混匀并过筛。**

3. 多剂量包装的散剂应附分剂量的用具；**含有毒性药的内服散剂应单剂量包装。**

4. 散剂中可含或不含辅料。口服散剂需要时亦可加矫味剂、芳香剂、着色剂。

5. 除另有规定外，散剂应密闭贮存，含挥发性药物或易吸潮药物的散剂应密封贮存。**生物制品应用防潮材料包装。**

6. 为防止胃酸对散剂中活性成分的破坏，**散剂稀释剂中可选用中和胃酸的辅料。**

7. 散剂用于烧伤治疗，如为非无菌制剂的，应在标签上标明"**非无菌制剂**"；产品说明书中应注明"本品为非无菌制剂"，同时在适应证下注明确"用于程度较轻的烧伤（Ⅰ度或浅Ⅱ度）"；注意事项下规定"应遵医嘱使用"。

## 考点4 ★★　散剂质量检查项目与要求

| 质量检查项目 | 要求 |
| --- | --- |
| 粒度 | 用于烧伤或严重创伤的中药局部用散剂及儿科用散剂，除另有规定外，**中药散剂通过六号筛的粉末重量不得少于95%** |
| 外观均匀度 | 色泽均匀，无花纹与色斑 |
| 水分 | **不得过9.0%** |
| 装量差异 | 单剂量包装的散剂超出装量差异限度的不得多于2袋（瓶），并不得有1袋（瓶）超出装量差异限度的1倍 |

## 考点5 ★★　川芎茶调散的处方分析

　　本品孕妇慎服，贮藏时应密闭，防潮。宜饭后用清茶调服，原因一是该方药多为风药，辛温升散，清茶苦凉，能清上降下；二是该方药物大部分含有挥发性成分，清茶调服可保护挥发性成分不致丢失。

# 二、颗粒剂

## 考点1 ★　颗粒剂特点

　　1.剂量较小，服用、携带、贮藏、运输均较方便。
　　2.色、香、味俱佳，深受患者欢迎。
　　3.肠溶颗粒耐酸而在肠液中释放活性成分或控制药物在肠道内定位释放，可防止药物在胃内分解失效，避免对胃的刺激性。
　　4.可制为缓释、控释制剂而达到缓释、控释的目的。
　　5.适于工业生产，产品质量稳定。
　　6.必要时进行包衣可增加防潮性，亦可掩盖药物的不良气味。

7.某些中药颗粒具有一定吸湿性，包装不严易吸湿结块；少数品种颗粒松散，细粉较多。

### 考点2★ 颗粒剂分类

颗粒剂可分为可溶颗粒（通称为颗粒）、混悬颗粒、泡腾颗粒、肠溶颗粒、缓释颗粒和控释颗粒等。

**可溶颗粒**可分为水溶颗粒和酒溶颗粒。

**泡腾颗粒**含有碳酸氢钠和有机酸。有机酸一般用**枸橼酸、酒石酸**等。

### 考点3★★★ 颗粒剂的质量要求

**挥发油**：应均匀喷入干燥颗粒中，密闭至规定时间或用包合等技术处理后加入。

**水分**：除另有规定外，中药颗粒剂含水分不得过**8.0%**。

**粒度**：不能通过一号筛与能通过五号筛的总和不得过**15%**。

**溶出度**：除另有规定外，混悬颗粒剂应进行溶出度检查。

**释放度**：肠溶颗粒、缓释颗粒、控释颗粒应进行释放度检查。

**溶化性**：**可溶性颗粒**，取供试品10g（中药单剂量包装取1袋）加20倍量热水搅拌**5分钟**，可溶颗粒应全部溶化，允许有轻微浑浊；**泡腾颗粒**，取供试品3袋，分别置盛有200mL水的烧杯中，水温为15～25℃，应迅速产生气体而成泡腾状，**5分钟**内颗粒均应完全分散或溶解在水中。颗粒剂按上述方法检查，均不得有异物，**中药颗粒**

还不得有焦屑。

混悬颗粒及已规定检查溶出度或释放度的颗粒剂可不进行溶化性检查。

### 考点4 ★★ 颗粒剂的临床应用注意事项

颗粒剂尤其**适宜于老年人和儿童患者**使用。服用时一般取颗粒剂1袋，加热水约**200mL**冲服即可。水温一般在**80～100℃**，加水后搅拌至充分溶解。

**病在上焦**，宜饭后一小时服；**病在下焦**，宜饭前一小时服；**急性重病不拘时服**；**慢性病**定时服；**滋补药宜在饭前服**；**驱虫药和泻下药宜在空腹时服**；**安神药宜睡前服**；**健胃药和对胃肠道刺激性较大的药物宜在饭后服**；**活血清热**等药方宜饭后半小时服，以减少对胃的刺激。

对于**含挥发性成分较多**的颗粒剂，宜用**温开水冲服**；**可溶颗粒、泡腾颗粒**应加温开水冲服，**切忌放入口中用水送服**；**混悬颗粒冲服**，如有部分药物不溶解也应一并服用。

### 考点5 ★★ 九味羌活颗粒的处方分析

1. 处方中羌活、防风、苍术、细辛、川芎中所含有的挥发油及水溶性成分为其有效成分，**采用双提法**。

2. 白芷粉性强且有效成分在70%乙醇中具有较好的溶解性，**采用渗漏法**。

3. 地黄、黄芩、甘草中的主要成分在水中具有较好的溶解性，**采用水煎煮提取**。

4. 本品采用湿法制粒，以稠浸膏作为黏合剂，以蔗糖粉、糊精作为辅料，辅助成型，同时**糖粉兼具有矫味及黏合作用**。

5.本品**挥发油采用喷雾方法加入**，应密闭至规定时间，待闷吸均匀化后包装，或用 β–**环糊精包合**后混入。

6.本品为含挥发性成分较多的颗粒剂，**宜用温开水冲服**。

## 三、胶囊剂

### 考点1★★　胶囊剂的分类

**硬胶囊**（通称为胶囊）。

**软胶囊**：又称胶丸，可用滴制法或压制法制备。

**缓释胶囊**：指在规定的释放介质中**缓慢地非恒速释放**药物的胶囊剂。

**控释胶囊**：指在规定的释放介质中**缓慢地恒速释放**药物的胶囊剂。

**肠溶胶囊**：指用**肠溶材料包衣**的颗粒或小丸充填于胶囊而制成的硬胶囊，或用适宜的肠溶材料制备而得的硬胶囊或软胶囊。

### 考点2★★　胶囊剂的特点

1.能掩盖药物的不良气味，减小刺激性，便于服用。

2.与片剂、丸剂比较，在胃肠道中崩解、溶出快，吸收好，起效快，生物利用度高。

3.药物充填于胶囊中，与光线、空气和湿气隔绝，可提高药物稳定性。

4.制成不同释药速度和释药方式的胶囊剂，可定时定位释放药物。

**考点 3 ★　不宜制成胶囊剂的药物**

1. 药物的水溶液或稀乙醇溶液，因可使胶囊壁溶化。
2. 刺激性强的易溶性药物，因其在胃中溶解后局部浓度过高而对胃黏膜产生较强刺激性。
3. 易风化的药物，可使胶囊壁软化。
4. 吸湿性强的药物，可使胶囊壁干燥变脆。

**考点 4 ★★★　软胶囊对填充物的要求**

**软胶囊可填充各种油类或对囊壁无溶解作用的药物溶液或混悬液，也可充填固体药物。**填充物料为低分子量水溶性或挥发性有机物（如乙醇、丙酮、羧酸等）或充填药物的含水量超过 5%，会使软胶囊溶解或软化，醛类可使囊膜中明胶变性，O/W 型乳剂会失水破坏，均不宜作为软胶囊的填充物。填充固体药物时，药粉应过五号筛，并混合均匀。

**考点 5 ★★★　明胶空心胶囊的囊材组成**

**明胶**是空胶囊剂的主要囊材。常用的有：

**增塑剂**，如甘油、山梨醇、羧甲基纤维素钠等，可增加囊壳的韧性与可塑性。

**增稠剂**，如琼脂可增加胶液的胶冻力。

**遮光剂**，如二氧化钛，可防止光对药物氧化的催化，增加光敏性药物的稳定性。

**着色剂**，如柠檬黄、胭脂红等可增加美观，便于识别。

**防腐剂**，如对羟基苯甲酸酯类，可防止胶液在制备和贮存过程中发生霉变。

**增光剂**，如十二烷基磺酸钠，可增加囊壳的光泽。

**芳香矫味剂**，如乙基香草醛等，可调整胶囊剂的口感等。

## 考点6 ★ 软胶囊的囊材组成

软胶囊的囊材主要由**胶料**（胶囊用明胶、阿拉伯胶等）、**增塑剂**（如甘油、山梨醇等）、**附加剂**（防腐剂、遮光剂等）和**水**组成。

## 考点7 ★ 胶囊用明胶

胶囊用明胶为动物的**皮、骨、腱与韧带**中胶原蛋白**不完全酸水解、碱水解或酶降解**后纯化得到的制品，或为上述三种不同明胶制品的混合物。

## 考点8 ★ 明胶空心胶囊质量要求

**明胶空心胶囊**崩解时限：应在 **10 分钟**内全部溶化或崩解。**铬**，不得过百万分之二；**重金属**，不得过百万分之四十。

**肠溶明胶空心胶囊**分为**肠溶胶囊**和**结肠肠溶胶囊**两种。

## 考点9 ★★ 胶囊剂的质量要求

**1. 水分**。除另有规定外，中药硬胶囊剂内容物的含水分量不得过 **9.0%**，硬胶囊内容物为液体或半固体者不检查水分。

**2. 崩解时限**。硬胶囊的崩解时限为 **30 分钟**、软胶囊的崩解时限为 **1 小时**。以**明胶**为基质的软胶囊可改在人工胃液中进行检查。

**肠溶胶囊**先在盐酸溶液中检查 2 小时，每粒的囊壳均不得有裂缝或崩解现象，改在人工肠液中检查，1 小时内应全部崩解。

**结肠肠溶胶囊**先在盐酸溶液中检查 2 小时，每粒的囊壳均不得有裂缝或崩解现象，然后在磷酸盐缓冲溶液（pH6.8）中检查 3 小时，每粒的囊壳均不得有裂缝或崩解现象，改在磷酸盐缓冲溶液（pH7.8）中检查，1 小时内应全部崩解。

**3. 释放度。缓释胶囊**、**控释胶囊**应符合有关要求并应进行释放度检查。**肠溶胶囊**应符合迟释制剂的有关要求，并进行释放度检查。

4. 除另有规定外，胶囊应密封贮存，存放环境温度**不高于 30℃**。

## 考点 10 ★★ 胶囊剂的临床应用注意事项

**1. 服药水温和水量**　胶囊剂以**温开水送服**为宜，不宜用热水送服。服用胶囊的水量应适宜，一般为 **100mL**左右。

**2. 服药姿势**　站立或坐位服药，稍稍低头，整粒吞服。服药后不要马上躺下，最好站立或走动 1 分钟，以便药物完全进入胃中。

**3. 不宜去壳服用**　除非服用确有困难，需掰开服用时，应仔细阅读药品说明书或向医师、药师咨询。**缓释胶囊和肠溶胶囊不可剥开服用。内容物为液体的软胶囊**，嚼碎后可能导致药物成分的吸收途经发生变化，故**不可嚼碎服用**。

## 考点 11 ★★ 银黄胶囊、牡荆油胶丸的处方分析

银黄胶囊：处方中金银花提取物、黄芩提取物为主

药，**淀粉为稀释剂**。

牡荆油胶丸：牡荆油为挥发油类药物，**采用食用植物油为基质制成软胶囊较佳**，既可加快药物的溶出，提高生物利用度，同时还可提高药物的稳定性，减少不良气味。

# 四、丸剂

### 考点1★　丸剂的特点与分类

**丸剂优点：**①**不同类型丸剂，释药与作用速度不同，可根据需要选用。**传统丸剂溶散、释药缓慢，可延长药效，适用于慢性病治疗或病后调和气血；新型水溶性基质滴丸奏效迅速，可用于急救。②**固体、半固体药物及黏稠性的液体药物均可制成丸剂。**③**提高药物稳定性，减少刺激性。**芳香性药物或有特殊不良气味的药物，可泛在丸剂内层，或通过包衣掩盖。制成糊丸、蜡丸，也可降低毒性与不良反应。④**制法简便，既可小量制备，也适于工业生产。**

**丸剂缺点：**①某些传统品种剂量大，服用不便，尤其是儿童。②制备时控制不当易致溶散迟缓；以原粉入药，微生物易超限。

**丸剂分类：**中药丸剂包括蜜丸、水蜜丸、水丸、糊丸、蜡丸、浓缩丸和滴丸等。

（1）**按赋形剂分类：**按赋形剂不同，丸剂可分为**水丸、蜜丸、水蜜丸、浓缩丸、糊丸、蜡丸、糖丸等。**

（2）**按制法分类：**①**泛制丸：**如水丸及部分水蜜丸、浓缩丸、糊丸等。②**塑制丸：**如蜜丸及部分糊丸、浓缩丸等。③**滴制丸（滴丸）：**用滴制法制成的丸剂。

## 考点 2 ★ 水丸的特点

1. 丸粒较小，表面光滑，便于服用，不易吸潮，利于贮存。

2. **可根据药物性质分层泛丸。**将易挥发、刺激性等药物泛入内层，可掩盖药物的不良气味，提高挥发性成分的稳定性；或将缓释、速释药物分别泛入丸剂内、外层，制成长效制剂。

3. 较易溶散，吸收、显效较快，尤适于中药解表和消导制剂。

4. 生产设备简单，可小量制备或大量生产。

5. 多采用饮片细粉泛制，易引起微生物污染；药物的均匀性及溶散时限也较难控制。

## 考点 3 ★ 水丸的赋形剂

**水**：最常用的赋形剂。水本身无黏性，但能润湿、溶解药粉中的黏液质、糖、胶质等成分而诱发黏性。应使用**制药纯水（蒸馏水、去离子水等）或新沸冷开水**。

**酒**：当水为润湿剂泛丸黏性过强时，可用酒替代之。酒有助于生物碱、挥发油等成分的溶出，且具有一定防腐能力，又利于成品干燥。常使用黄酒或白酒。

**醋**：除发挥润湿、诱导药粉黏性作用外，醋有助于增加药粉中生物碱类成分的溶出，利于吸收，提高药效。常选用米醋（含乙酸 3% ~ 5%）作赋形剂。

**药汁**：①纤维性强的植物药（如大腹皮、丝瓜络等）、质地坚硬的矿物药（如磁石、自然铜等）可制成煎液供泛丸用。②浸膏、胶类及乳香、没药等树脂类药物或可溶性盐（如芒硝）等，可溶解后作黏合剂。③竹沥、乳汁、胆汁等可加水适量稀释后使用。④鲜药（如生姜、大蒜等）

可榨汁用以泛丸。

### 考点4 ★ 蜜丸的分类及特点

蜜丸分大蜜丸（≥0.5g）、小蜜丸（<0.5g）。

蜜丸的特点：①**性质柔润，作用缓和持久**。②**有补益和矫味作用**，由于蜂蜜含有大量的糖、有机酸及维生素等营养成分，具有滋补作用；味甜能矫味；同时蜂蜜具有镇咳、缓下、润燥、解毒的作用。

### 考点5 ★★★ 蜂蜜的炼制

**炼蜜目的**：除去杂质、破坏酶类、杀灭微生物、降低水分含量、增加黏性等。

**炼蜜规格**：根据炼制程度，炼蜜有嫩蜜、中蜜（炼蜜）、老蜜三种规格。

|  | 嫩蜜 | 中蜜（炼蜜） | 老蜜 |
|---|---|---|---|
| 炼制温度 | 105～115℃ | 116～118℃ | 119～122℃ |
| 含水量 | 17%～20% | 14%～16% | 10%以下 |
| 相对密度 | 约1.35 | 约1.37 | 约1.40 |
| 外观 | 色泽无明显变化，稍有黏性 | 炼制时表面翻腾"鱼眼泡"（黄色均匀而有光泽的气泡）。手指捻有黏性，但两指分开指间无长白丝出现 | 呈红棕色，炼制时表面出现"牛眼泡"，能"滴水成珠"。手指捻黏性强，两指分开有白色长丝（俗称"打白丝"） |

续表

|  | 嫩蜜 | 中蜜（炼蜜） | 老蜜 |
|---|---|---|---|
| 适用范围 | 含较多黏液质、胶质、糖、淀粉、油脂、动物组织等黏性较强的药粉制丸 | 黏性中等的药粉制丸，为大部分蜜丸所采用 | 黏性差的矿物药或富含纤维的药粉制丸 |

## 考点6 ★ 浓缩丸的分类与特点

根据所用黏合剂的不同，分为**浓缩水丸**、**浓缩蜜丸**和**浓缩水蜜丸**。

浓缩丸具有体积和服用剂量小，易于吸收，服用、携带及贮存方便等优点。但浓缩过程受热时间较长，某些成分可能会受影响。

## 考点7 ★ 糊丸特点与常用赋形剂

**糊丸特点**：溶散迟缓，释药缓慢，可延长药效；同时减少药物对胃肠道的刺激性。含毒性或刺激性饮片及需延缓药效的方药，可制成糊丸。

**赋形剂**：糯米粉糊的黏合力最强，面粉糊使用广且黏合力较好，黍米粉和神曲粉也有使用。

## 考点8 ★ 蜡丸特点与常用赋形剂

**蜡丸特点**：蜡丸在体内不溶散，缓缓持久释放药物而延长药效。**毒性或刺激性强的药物，制成蜡丸可减轻毒性和刺激性**。但其释药速率的控制难度大，目前蜡丸品种少。

**赋形剂**：蜂蜡。常用煮法纯化。虫白蜡、石蜡不能供制蜡丸。

### 考点9 ★★★ 滴丸特点与常用赋形剂

滴丸的主要特点：

（1）**生物利用度高**，尤其是难溶性药物，在水溶性基质中高度分散可形成固体分散体，溶出速度快，奏效迅速，**适用于急症治疗**。

（2）**剂量准确**，药物在基质中分散均匀，丸重差异小。

（3）**可选用不同基质制成不同释药速度的制剂，可使液体药物固体化**。

（4）**生产设备简单，生产周期短**，自动化程度高，生产成本较低。

（5）滴丸**载药量较小**，而且目前可供选用的理想基质和冷凝剂较少，使其发展受限。

赋形剂：

（1）滴丸基质应符合以下基本要求：①**熔点较低，60℃以上能熔成液体，遇骤冷又能凝成固体**。药-基混合物室温下呈稳定均匀的固体状态。②与主药无相互作用，不影响主药的疗效和检测。③对人体安全，无毒性、副作用等。

（2）滴丸基质有水溶性和非水溶性两大类：①**水溶性基质**，常用的有聚乙二醇类、**泊洛沙姆**、硬脂酸聚烃氧（40）酯、明胶、甘油明胶、硬脂酸钠等。②**非水溶性基质**，常用的有硬脂酸、单硬脂酸甘油酯、氢化植物油、虫蜡、蜂蜡、十八醇等。

## 考点 10 ★ 糖丸的特点

糖丸味甜，易溶化，适合于**儿童**用药，多用于**疫苗**制剂。

## 考点 11 ★ 丸剂包衣的目的

可提高药物稳定性，防止主药氧化、变质或挥发，防止吸潮及虫蛀；掩盖臭味、减少药物的刺激性；控制药物作用速度或部位，药物衣包于丸剂表面，可首先被吸收；包肠溶衣可在肠内溶散吸收；包缓释衣可制成长效制剂；还有改善外观、便于识别等作用。

## 考点 12 ★ 丸剂包衣种类及包衣材料

| 包衣种类 | 包衣材料 |
|---|---|
| 药物衣 | 朱砂衣（镇静、安神、补心类药物常用）<br>黄柏衣（利湿、渗水、清下焦湿热的药物常用）<br>雄黄衣（解毒、杀虫类药物常用）<br>青黛衣（清热解毒类药物常用）<br>百草霜衣（清热解毒类药物常用） |
| 保护衣 | 薄膜衣、糖衣、有色糖衣、明胶衣 |
| 肠溶衣 | 肠溶材料（如聚丙烯酸树脂、纤维醋法酯等） |

## 考点 13 ★★ 传统丸剂制备的质量要求

**1. 泛制法** 泛制法制丸的工序：原料的准备，起模，成型，盖面，干燥，选丸，包衣，质检，包装。

**起模：**指制备丸粒基本母核的操作。起模是关键，影响着成品的圆整度。

**成型：**歪粒、粉块、过大过小者可用水调成糊状泛在丸粒上；芳香挥发性或特殊气味或刺激性极大的药材，**泛**

于丸粒中层，可避免挥发、掩盖不良气味；**朱砂、硫黄及含酸性成分者，忌铜包衣锅，用不锈钢泛丸锅制作。**

**盖面：**常用的方式有干粉盖面、清水盖面、清浆盖面。

**干燥：**一般干燥温度为 **80℃**左右，若丸药含有芳香挥发性成分或遇热易分解成分，温度不应超过 **60℃**。

**选丸：**可用手摇筛、振动筛、滚筒筛、检丸器等进行筛选分离。

**2.塑制法**　塑制法制丸的工序：物料的准备，制丸块，制丸条，分粒，搓圆，干燥，质检，包装。

**物料的准备：**将制丸工具清洁后用 70% 乙醇进行擦拭备用。

**制丸块：**又称和药或合坨，是塑制法的关键工具。影响丸块质量的因素包括炼蜜规格、和药时的蜜温、蜂蜜用量等。

**干燥、质检、包装：**成丸后应立即分装。成品可采用微波干燥、远红外辐射干燥等方法，同时又有一定的灭菌效果。

### 考点14 ★★★　丸剂的质量要求

除另有规定外，蜜丸和浓缩蜜丸中所含水分不得过 **15.0%**；水蜜丸和浓缩水蜜丸不得过 **12.0%**；水丸、糊丸、浓缩水丸不得过 **9.0%**。蜡丸不检查水分。

**溶散时限：**除另有规定外，**小蜜丸、水蜜丸和水丸**应在 **1 小时**内全部溶散；**浓缩丸和糊丸**应在 **2 小时**内全部溶散；**滴丸**应在 **30 分钟**内全部溶散；**包衣滴丸**应在 **1 小时**内全部溶散。**蜡丸**照崩解时限检查法片剂项下的肠溶衣片检查法检查，在盐酸溶液中（9→1000）检查 2 小时，不得有裂缝、崩解或软化现象，再在磷酸盐缓冲液（pH6.8）

中检查，1小时内应全部崩解。

除另有规定，**大蜜丸及研碎、嚼碎后或用开水、黄酒等分散后服用的丸剂不检查溶散时限**。

**包糖衣丸剂**应检查丸芯的重量差异并符合规定，包糖衣后不再检查重量差异，其他包衣丸剂应在包衣后检查重量差异并符合规定。

**装量**：以丸数标示的多剂量包装丸剂不检查装量。

## 考点15 ★★ 丸剂的临床应用注意事项

部分中成药丸剂为增强疗效，可采用药饮送服，如在服用藿香正气丸或附子理中丸治疗胃痛、呕吐等症时，可采用**生姜煎汤送服**；痛经患者在服用艾附暖宫丸时，可用**温热的红糖水送服**，以增强散寒活血作用；在服用补中益气丸治疗慢性肠炎时，可用**大枣煎汤送服**以增强补脾益气作用；在服用大活络丸治疗中风偏瘫、口眼歪斜时，为增加活血通络的功效，可用**黄酒送服**。

水丸质硬者可用开水溶化后服用；糊丸可整粒服用，发挥缓释效果，也可在一洁净容器内锤碎后吞服。

## 考点16 ★★ 防风通圣丸、小儿太极丸、葛根芩连丸的处方分析

**1. 防风通圣丸** 本品为采用**泛制法**制备的水丸。

（1）滑石粉既是药物，又用作包衣材料，节省了辅料，同时也可以防止薄荷、荆芥中的挥发性成分散失。在滑石粉中加入**10% 的 $MgCO_3$**，可增加洁白度，并增强其附着力。

（2）芒硝极易溶于水。以**芒硝水溶液泛丸**，既能使之成型，又能起治疗作用。

**2.小儿太极丸** 本品为采用塑制法制备的大蜜丸。采用**中蜜（炼蜜）**制丸，成型效果好。

（1）**朱砂**采用**水飞法制成极细粉**，麝香和冰片分别采用单独粉碎。

（2）各药味投料量差异较大，在混合时应采用**等量递增法**以保证混合的均匀性。

（3）冰片和麝香具有挥发性，和药时应采用**温蜜**以减少有效成分的损失。

**3.葛根芩连丸** 本品为**浓缩丸**。

（1）黄芩、黄连中的有效成分在50%乙醇中具有较好的溶解性，因此采用**50%乙醇进行提取**以保证有效成分尽可能提取完全；为了防止在长时间加热过程中成分受热破坏。故采用**渗漏法提取**。

（2）炙甘草、黄芩、黄连、葛根均含有**水溶性有效成分。葛根为方中主药，先将其提取30分钟**，避免煎煮时间过长，无效成分溶出过多。

（3）泛丸时物料均为中药提取物，黏性大，故**采用乙醇为润湿剂泛丸**。

（4）为避免小儿服药出现误入呼吸道的危险，可用水将药丸化开服用。

# 五、片剂

**考点1★ 片剂的特点**

**优点：**

（1）**剂量准确**，因患者按片服用，而片内药物均匀、含量差异小。

（2）**质量稳定**，因系固体剂型，且某些易氧化变质或潮解的药物，可借助包衣或包合作用加以保护，水分、光线、空气对其影响较小。

（3）**机械化生产**，自动化程度高，产量大，成本低，易控制微生物限度。

（4）**服用、携带、贮运方便**。

（5）**品种丰富**，可满足医疗、预防用药的不同需求。

**缺点：**

（1）制备或贮藏不当会影响片剂的崩解、吸收。

（2）某些中药片剂易引湿受潮，含挥发性成分的片剂，久贮其含量下降。

（3）片剂制备多需加用赋形剂，且经压制成型，其溶出度稍差于胶囊剂及散剂，有时可能影响其生物利用度。

（4）昏迷患者和儿童不易吞服。

**考点2★★　片剂的分类**

　　**口服片**：口服普通片、咀嚼片、分散片、泡腾片、缓释片、控释片、口崩片、肠溶片。

　　**口腔用片**：含片、舌下片、口腔贴片。

　　**外用片**：阴道片与阴道泡腾片。

　　其他：可溶片，可供口服、外用、含漱等，如复方硼砂漱口片。

　　根据原料及制法特征，中药片剂可分为**全浸膏片**、**半浸膏片**、**全粉末片**。

**考点3★★★　片剂辅料种类、主要品种及其应用**

**1.稀释剂与吸收剂**

（1）**稀释剂**适用于主药剂量小于0.1g，或浸膏黏性太大，或含浸膏量多而制片困难者。

（2）**吸收剂**适用于原料药（含中间体）中含有较多挥

发油、脂肪油或其他液体，而需制片者。

| 品种 | | 应用 |
|---|---|---|
| 淀粉 | 稀释剂、吸收剂和崩解剂 | 能与大多数药物配伍，可压性较差，使用量不宜太大，以玉米淀粉最为常用 |
| 糊精 | 片剂或胶囊剂的稀释剂、黏合剂 | 糊精常与淀粉配合用作片剂或胶囊剂的稀释剂，但不宜作为速溶片的填充剂，糊精浆（多与淀粉浆配合）可作为片剂黏合剂，纤维性大及弹性强的中药制片不很适用，用量较多时宜选用乙醇为润湿剂，以免颗粒过硬，也可用作液体药剂的增黏剂或固体制剂的干燥黏合剂 |
| 预胶化淀粉 | 有良好的可压性、流动性和自身润滑性，并兼有黏合和崩解性能 | 适于粉末直接压片，但应控制润滑剂硬脂酸镁的用量在 0.5% 以内，以免产生软化效应 |
| 糖粉 | 片剂优良的稀释剂，兼有矫味和黏合作用 | 多用于口含片、咀嚼片及纤维性或质地疏松的中药制片，具引湿性，用量过多会使制粒、压片困难，久贮使片剂硬度增加；酸性或强碱性药物能促使蔗糖转化，增加其引湿性，故不宜配伍使用 |
| 乳糖 | 填充剂 | 适用于引湿性药物，喷雾干燥乳糖可作为粉末直接压片辅料 |
| 甘露醇 | 稀释剂、矫味剂等 | 口含片的主要稀释剂和矫味剂，亦可作为咀嚼片的填充剂和黏合剂 |

续表

| 品种 | | 应用 |
|------|------|------|
| 硫酸钙二水物 | 稀释剂和挥发油的吸收剂 | 硫酸钙半水物遇水易固化硬结，不宜选用。本品可影响槲皮素的吸收 |
| 磷酸氢钙 | 吸收剂 | 中药浸出物、油类及含油浸膏 |
| 微粉硅胶、氧化镁、碳酸钙、碳酸镁 | 吸收剂 | 适于含挥发油和脂肪油较多的中药制片 |

**2. 润湿剂与黏合剂**

（1）本身无黏性，但能润湿并诱发药粉黏性的液体，称为润湿剂。适用于具有一定黏性的药料制粒压片。

（2）本身具有黏性，能增加药粉间的黏合作用，以利于制粒和压片的辅料，称为黏合剂。适用于没有黏性或黏性不足的药料制粒压片。

| 品种 | | 应用 |
|------|------|------|
| 水 | 润湿剂 | 不耐热、易溶于水或易水解的药物则不宜采用 |
| 乙醇 | 润湿剂 | 遇水后黏性过强而不易制粒，或遇水受热易变质，或药物易溶于水难以制粒，或干燥后颗粒过硬，影响片剂质量者宜采用，常用浓度为 30% ～ 70% 或更高 |
| 淀粉浆（糊） | 黏合剂 | 以 10% 浓度最为常用，适用于对湿热稳定，而且药物本身不太松散的品种，尤适用于可溶性药物较多的处方，淀粉浆的制法有煮浆法和冲浆法两种 |

续表

| 品种 | | 应用 |
|------|------|------|
| 糖浆 | 黏合剂 | 黏合力强，适用于纤维性强、弹性大及质地疏松的中药制片，不宜用于酸、碱性较强的药物 |
| 胶浆类 | 黏合剂 | 适用于可压性差、易松片或硬度要求大的片剂，阿拉伯胶浆和明胶浆主要用于口含片及轻质或易失去结晶水的药物，水溶液适用于作为咀嚼片的黏合剂 |
| 微晶纤维素 | 黏合剂、崩解剂、助流剂、稀释剂 | 可用于粉末直接压片，不宜用于包衣片及某些遇水不稳定的药物（具吸湿潮解性） |
| 纤维素衍生物 | 黏合剂，兼有崩解作用 | 乙基纤维素广泛用于缓释制剂的辅料，其乙醇溶液可作为对水敏感药物片剂的黏合剂 |

**3. 崩解剂**　除口含片、舌下片、缓释片、咀嚼片等外，一般片剂均需加用崩解剂。中药半浸膏片因含有中药饮片细粉，其本身遇水后能缓缓崩解，故一般可不另加崩解剂。

**片剂的崩解机制：**

（1）毛细管作用：淀粉及其衍生物、纤维素衍生物。

（2）膨胀作用：羧甲基淀粉钠吸水后的膨胀率达原体积的 300 倍。

（3）产气作用：泡腾崩解剂。

| 品种 | 应用 |
|---|---|
| 干燥淀粉 | 较适用于不溶性或微溶性药物的片剂，对易溶性药物片剂的崩解作用较差 |
| 羧甲基淀粉钠（CMS-Na） | 优良的崩解剂，也可作为直接压片的干燥黏合剂；适用于可溶性和不溶性药物；一般采用外加法。用于全浸膏片及疏水性半浸膏片能明显缩短崩解时限，增加素片硬度 |
| 低取代羟丙纤维素（L-HPC） | 崩解作用好，且有一定的黏结性，可提高片剂的硬度和光洁度。具有崩解、黏结双重作用 |
| 泡腾崩解剂 | 可用于泡腾片、阴道泡腾片 |
| 崩解辅助剂 | 常用品种有聚山梨酯80、月桂醇硫酸钠等表面活性剂，用量一般为0.2%。将其制成醇溶液喷在干颗粒上，最能缩短崩解时间。单用表面活性剂崩解效果不好，必须与干燥淀粉混用 |

**4. 润滑剂**  润滑剂的作用主要有：

（1）降低压片颗粒（或粉粒）间的摩擦力，增加颗粒（或粉粒）的流动性，利于准确加料，减少片重差异。

（2）避免粉粒在冲模表面黏附，确保片面光洁。

（3）降低粉粒或片剂与冲模间的摩擦力，利于正常压片和出片，同时减少冲模磨损。

| 品种 | 应用 |
|---|---|
| 硬脂酸镁 | 某些维生素及有机碱盐等遇碱不稳定的药物不宜使用 |
| 滑石粉 | 多与硬脂酸镁等联合应用，易造成黏冲、片面色泽不均等问题 |

续表

| 品种 | 应用 |
|------|------|
| 聚乙二醇（PEG） | 适用于可溶片或泡腾片 |
| 月桂醇硫酸镁（钠） | 改善片剂的崩解和药物的溶出，并能增强片剂的机械强度 |
| 微粉硅胶 | 为粉末直接压片优良的助流剂、润滑剂、抗黏附剂、吸收剂 |

**考点4 ★★　片剂包衣的目的、种类与要求**

片剂包衣的目的：

（1）隔绝空气，避光，防潮，提高药物的稳定性。

（2）掩盖药物的不良气味，增加患者的顺应性。

（3）控制药物在肠道内定位释放。包肠溶衣可避免药物对胃的刺激，防止胃酸或胃酶对药物的破坏。包结肠定位肠溶衣可在结肠定位释放药物，治疗结肠部位疾病。

（4）包缓释或控释衣，改变药物释放速度，减少服药次数，降低不良反应。

（5）隔离有配伍禁忌的成分，避免相互作用，有助复方配伍。

（6）改善外观，使片剂美观，且便于识别。

**包衣片的种类**：糖衣片、（半）薄膜衣片、肠溶衣片、结肠定位肠溶衣片及缓释衣片、控释衣片。多数肠溶衣片、结肠定位肠溶衣片及缓释衣片、控释衣片也属于（半）薄膜衣片。

**片芯的质量要求**：除符合一般片剂质量要求外，应为片面呈弧形而棱角小的双凸片或拱形片，以利包衣完整严密；**硬度较大、脆性较小**，且应干燥，保证包衣过程反复滚动时不破碎。包衣前应筛去片粉及碎片。

**衣层的质量要求**：应均匀牢固；与片芯成分不起作用；崩解度符合规定；保证在有效期内片剂中药物的溶出度或释放度合格；保持片面光亮美观，颜色一致，无裂片、脱壳现象。

## 考点 5 ★★★　片剂的质量要求

**1. 重量差异**　糖衣片的片芯应检查重量差异并符合规定，包糖衣后不再检查重量差异。薄膜衣片应在包薄膜衣后检查重量差异并符合规定。

**2. 崩解时限**　除另有规定外，**药材原粉片 6 片均应在30 分钟内全部崩解；浸膏（半浸膏）片、糖衣片均应在 1小时内全部崩解。**

薄膜衣片在盐酸溶液（9→1000）中检查，**化药片应在 30 分钟内全部崩解；薄膜衣中药片应在 1 小时内全部崩解。**

**含片**应在 **10 分钟**内全部崩解或溶化。

**舌下片**应在 **5 分钟**内全部崩解并溶化。

**可溶片**应在 **3 分钟**内全部崩解并溶化。

**口崩片**应在 **60 秒**内全部崩解并通过筛孔内径为710μm 的筛网。

**肠溶片**先在盐酸溶液（9→1000）中检查 2 小时，每片均不得有裂缝、崩解或软化现象，再在磷酸盐缓冲液（**pH6.8**）中进行检查，**1 小时**内应全部崩解。

**结肠定位肠溶片**在盐酸溶液（9→1000）及 pH6.8 以下的磷酸盐缓冲溶液中均不得有裂缝、崩解或软化现象，在磷酸盐缓冲液（**pH7.5～8.0**）中 **1 小时**内应完全崩解。

**泡腾片**应在 **5 分钟**内崩解。

咀嚼片、以冷冻干燥法制备的口崩片，以及规定检查溶出度、释放度的片剂，一般不再进行崩解时限检查。

**3. 融变时限** 阴道片。

**4. 发泡量** 阴道泡腾片。

**5. 分散均匀性** 各片应在 **3** 分钟内全部崩解并通过内径为 710μm 的筛网。

**6. 脆碎度** 非包衣片。

**7. 微生物限度**

**8. 溶出度** 分散片、以难溶性原料药物制成的口崩片应进行溶出度检查。

**9. 释放度** 缓释片、控释片和肠溶片，以及经肠溶材料包衣的颗粒制成的**口崩片**。

### 考点 6 ★ 产生片剂质量问题的原因

**1. 颗粒的质量** 是否过硬，过松，过湿，过干，大小悬殊，细粉过多。

**2. 压片前处理** 润滑剂、崩解剂加入种类及用量，挥发油加入方法等。

**3. 空气湿度** 是否太高。

**4. 压片机是否正常** 如压力大小，车速是否过快，冲模是否磨损等。

### 考点 7 ★★ 片剂的临床应用注意事项

**1. 服用方法** ①口服片剂：一般应整片服用，尤其是糖衣片、包衣片和缓释、控释片。②口腔用片剂：舌下片一般是用于急救的药物，**服用时置于舌下，含 5 分钟**，不要咀嚼或吞咽，**含后 30 分钟内不宜马上饮水或饮食，不可掰开或吞服。5** 岁以下幼儿服用含片时，**最好选用圈式中空的含片。**

**2. 使用注意** ①不可干吞药片。②不应将药片掰开、嚼碎或研成粉末服用，应整片吞服。③泡腾片口服时用 **100 ～ 150mL 凉开水或温水浸泡**，完全溶解或气泡消失后再饮用，严禁直接服用或口含。

### 考点 8 ★★　牛黄解毒片、小柴胡泡腾片的处方分析

**1. 牛黄解毒片**　本品为**包衣片**，服用时应整片吞服。

（1）**冰片具有挥发性**，包衣后可防止挥发。

（2）黄芩、石膏、桔梗、甘草采用共同水煎，药液浓缩成膏，其有效成分黄芩苷、桔梗皂苷、甘草皂苷皆能被提出；石膏水煎液具有解热作用。四药合煎，既保证其清热解毒的功效，又**缩小了体积**。

（3）**大黄**以原药材粉于制粒前加入，可保留其**泻下成分结合型蒽醌**。

（4）冰片、牛黄为贵重药，用量少，冰片具挥发性，故以细粉加于干颗粒中，混匀压片，以保证此二味药在片剂中的含量，有利于发挥药效。

**2. 小柴胡泡腾片**

（1）**柴胡、黄芩、党参、甘草、大枣**中的主要有效成分在水中具有较好的溶解性，**采用水煎煮提取**。

（2）**姜半夏、生姜**中的主要有效成分在 **75% 乙醇**中具有较好溶解性，采用**渗漏法**提取可避免长时间加热对成分的破坏。

（3）**浸膏粉分成 2 份**，分别与酸源、碱源分开制粒，干燥，并应严格控制颗粒中的水分，避免在压片、服用前酸碱发生反应。

（4）本品应**密封包装**，避免受潮造成**崩解剂失效**。

# 第二节　浸出制剂

## 考点★　浸出制剂的分类

根据浸提溶剂和成品情况，**浸出制剂可分成**：

**水浸出制剂**，如汤剂、合剂等。

**乙醇浸出制剂**，如药酒、酊剂、流浸膏剂等。

**含糖浸出制剂**，如煎膏剂、糖浆剂等。

**无菌浸出制剂**，如注射剂、滴眼剂等。

用适宜的溶剂和方法浸提中药饮片获得提取物可进一步制备成其他制剂，如颗粒剂、片剂、浓缩丸剂、栓剂、软膏剂、气雾剂等。

## 一、汤剂

### 考点1★　汤剂的特点与分类

**优点**：组方灵活，适应中医辨证施治、随症加减用药的需要；水为溶剂，价廉易得，制法简便，奏效迅速。

**缺点**：临用时制备，味苦量大，服用不便，不宜久置；挥发性及难溶性成分提取率或保留率低，可能影响疗效。

**分类**：①饮片煎煮而成的汤剂。②以饮片粗颗粒入药者的"煮散"。③以沸水浸泡药物不定时、不定量饮用的"饮"。

### 考点2★★　影响汤剂质量的制备因素

**1. 煎煮器具的选择**

**2. 加水量与浸泡时间**　加水量一般为中药饮片的

5～8倍，或浸过饮片面2～5cm；二煎、三煎加水量适当减少。**头煎前一般浸泡30分钟**。

**3．煎煮火候、时间与次数** 沸前"**武火**"，沸后"**文火**"。头煎45～60分钟，二煎20～30分钟。芳香性中药饮片，沸后煎煮15～20分钟；滋补类中药饮片，头煎沸后"文火"慢煎40～60分钟，二煎适当缩短。

**4．特殊中药饮片煎煮的处理**

（1）**先煎**：提前加水煎煮10～15分钟。需先煎的有：①质地坚硬、有效成分不易煎出的矿物类、贝壳甲骨类中药饮片，如水牛角、珍珠母、牡蛎、寒水石等。②先煎、久煎方能去除毒性或减轻毒性的有毒中药，如乌头、附子、商陆等。

（2）**后下**：完成头煎前5～10分钟投入。需后下的有：①含挥发油较多的气味芳香的中药饮片，如青蒿、薄荷、细辛等。②含有热敏性成分的中药饮片，如钩藤、大黄、番泻叶等。

（3）**包煎**：需包煎的有：①花粉类中药，如蒲黄。②细小种子类中药，如菟丝子、葶苈子、苏子等。③易沉淀于锅底的中药细粉，如六一散、黛蛤散等。④煎煮时易糊化、粘锅焦化的含淀粉、黏液质较多的中药，如车前子、浮小麦等。⑤含着绒毛较多的中药，如旋覆花等。

（4）**另煎**：贵重中药，如鹿茸、西洋参、人参等。

（5）**烊化**：胶类、糖类中药，如阿胶、饴糖等。

（6）**冲服**：难溶于水的贵重药物，如牛黄、三七等。

**考点3 ★★ 汤剂的临床应用注意事项**

汤剂含有复方中药多种活性成分，分别以溶解、乳化、悬浮等不同分散方式形成多种分散体系，**服用时宜摇匀**。一般中药药性平和，多采用温服，服药温度宜在

**35℃左右**。止血收敛，清热解毒，服用祛暑剂及药后易呕吐者宜凉服。解表药须热服，以助药力发汗。

### 考点4 ★★　旋覆代赭汤的处方分析

1. 汤剂煎煮时，须**先将代赭石置煎器内，加水煎煮**。

2. 再**将旋覆花用布包好**，同其余五味药置煎器内共煎，滤取药液，再加水煎煮，滤取药液，将2次煎液合并，即得汤剂。

3. 制备的汤剂须**分2次温服**。

## 二、合剂

### 考点1 ★　合剂的特点及分类

**优点**：中药合剂是在汤剂的基础上改进和发展而成的，克服了汤剂临用时制备的麻烦，浓度较高，剂量较小，质量相对稳定，便于服用、携带和贮藏，适合工业化生产。

**缺点**：合剂的组方固定，不能随证加减。

**分类**：普通合剂、口服液。

### 考点2 ★　合剂的质量要求

1. 山梨酸和苯甲酸的用量不得超过0.3%（其钾盐、钠盐的用量分别按酸计），羟苯酯类的用量不得超过0.05%，必要时可加入适量的乙醇。

2. 合剂若加蔗糖，除另有规定外，含糖量一般不高于**20%**（g/mL）。

3. 允许有少量摇之易散的沉淀。**服用前应摇匀**。

**考点 3 ★★　小建中合剂的处方分析**

1. 本品制备时，**桂枝经水蒸气蒸馏提取挥发油**，另器保存；药渣及馏液与甘草、大枣加水煎煮 3 次，每次 1 小时，合并煎液，滤过，滤液浓缩至约 450mL。

2. **白芍、生姜按渗漉法，用 50% 的乙醇渗漉。**

3. 漉液浓缩后，与上液合并，静置、滤过，加入饴糖 300g，再浓缩至 810mL，加适量苯钾酸钠（抑菌剂），使溶，**加入桂枝挥发油搅匀，灌装，即得。**

# 三、糖浆剂

**考点 1 ★★★　糖浆剂的特点及分类**

1. **特点**　糖浆剂含糖量高，有些含有芳香剂（香料），可以掩盖某些药物的不良嗅味，改善口感，易于服用，深受患者特别是儿童的欢迎。

2. **分类**

（1）矫味糖浆：①**单糖浆**，系蔗糖的饱和水溶液，浓度为 85%（g/mL）或 64.74%（g/g），既是药用糖浆的原料，又可用作其他口服液体制剂的**矫味剂、助悬剂**，还可作为丸剂、片剂的**黏合剂**等。高浓度糖浆还是**包糖衣的主要材料**。②芳香糖浆，如橙皮糖浆、姜糖浆等，常用于矫味。

（2）药用糖浆：如川贝枇杷糖浆、养阴清肺糖浆等。

**考点 2 ★★　糖浆剂的质量要求及注意事项**

糖浆剂含蔗糖量应不低于 **45%**（g/mL），应为澄清，允许有少量摇之易散的沉淀，**用前应摇匀服用**。但中药糖浆剂易产生沉淀，沉淀过多不符合糖浆剂的质量要求，不宜服用。临床应用时应防止微生物污染。

### 考点 3 ★　金银花糖浆的处方分析

1. 金银花加水蒸馏，收集蒸馏液 60mL。

2. 药渣和忍冬藤加水煎煮 2 次，每次 1 小时，滤过，合并滤液，浓缩至 390mL，静置，**倾取上清液，加蔗糖 390g** 与适量防腐剂，煮沸使溶解，滤过，放冷，加入上述蒸馏液，混匀，加水使成 600mL，分装，即得。

## 四、煎膏剂（膏滋）

### 考点 1 ★★★　煎膏剂（膏滋）的特点及质量要求

**特点：**具有体积小、稳定性好、易保存、口感好、服用方便等优点。

**质量要求：**煎膏剂应质地细腻，稠度适宜，无焦臭、异味，无糖的结晶析出。

煎膏剂中加入炼蜜或炼糖（或转化糖）的量，一般不超过清膏量的 **3 倍**。

### 考点 2 ★★　煎膏剂（膏滋）的临床应用注意事项

煎膏剂多以滋补为主，兼有缓和的治疗作用。由于含糖较高，高糖引起渗透压大，微生物难以生长，**成品中不需要添加防腐剂，但反复取用的器具应注意防止微生物污染。**煎膏剂制备时常常因为炼糖程度把握不好导致成品放置过程中析出糖的结晶，俗称**"返砂"**，此时煎膏剂质量不稳定，**不宜使用**。

### 考点 3 ★★★　益母草膏的处方分析

1. 益母草滤液浓缩成相对密度为 1.21～1.25（80～85℃）的清膏。**每 100g 清膏加红蔗糖 200g**。

2. 蔗糖和蜂蜜必须炼制后加入，其目的在于去除杂质，杀灭微生物，减少水分，**防止返砂**。

炼糖方法：取蔗糖，加入糖量一半的水，加入 **0.1%酒石酸**，加热溶解，保持微沸（110～115℃）2 小时，炼至"**滴水成珠，脆不粘牙，色泽金黄**"，转化率不低于 **60%，含水量约 22%**，或测定相对密度。

3. 除另有规定外，糖和蜜的用量一般为清膏量的 **1～3 倍**。

4. 收膏时随着稠度的增加，加热温度可相应降低。

5. 收膏的稠度与气候（气温）有关，**冬季稍稀，夏季宜稠些**，其相对密度一般控制在 **1.40** 左右。

经验判断指标：①用细棒趁热挑起，"**夏天挂旗，冬天挂丝**"。②用细棒趁热蘸取膏液滴于桑皮纸上，不现水迹。③将膏液滴于食指上与拇指共捻，能拉出约 2cm 的白丝（俗称"**打白丝**"）。

6. 制成的煎膏剂应分装在洁净干燥灭菌的大口容器中，待充分冷却后加盖密闭，以免水蒸气冷凝回入膏滋表面而产生霉败现象。

# 五、酒剂

### 考点 1 ★★★　酒剂的特点、质量要求及注意事项

**特点**：酒作为提取溶剂有利于有效成分浸出，且具有易于分散、助长药效之特性。故祛风散寒、活血通络、散瘀止痛等方剂常制成酒剂。酒剂制备简便，剂量较小，服用方便，且不易霉变，易于保存。

**质量要求**：生产酒剂所用的饮片，一般应适当粉碎。内服酒应以**谷类酒**为原料。酒剂中可加入适量的糖或蜂蜜调味。

配制后的酒剂须静置澄清，滤过后分装于洁净的容器中，在贮存期间允许有少量摇之易散的沉淀。应检查乙醇量和甲醇量。

应用注意事项：沉淀较多者不宜使用。酒剂内服应注意用量，儿童、孕妇、心脏病及高血压患者不宜服用。

#### 考点2★★ 舒筋活络酒的处方分析

1. 本品除红曲外，其余木瓜等十四味粉碎成粗粉；另取红糖555g，溶解于白酒11100g中，按渗漉法，用红糖酒作溶剂，浸渍48小时后，以每分钟1～3mL的速度缓缓渗漉，收集漉液，静置，滤过，即得。

2. 孕妇慎用本品。

## 六、酊剂

#### 考点1★★★ 酊剂的特点、质量要求及注意事项

特点：酊剂以乙醇为溶剂，含药量较高，服用剂量小，易于保存。因乙醇本身具有一定药理作用，其应用受到一定限制。

质量要求：除另有规定外，普通中药酊剂每100mL相当于原饮片20g。含有毒性药品的中药酊剂，每100mL应相当于原饮片10g。酊剂应澄清，久置允许有少量摇之易散的沉淀。

除另有规定外，酊剂应遮光，密封，置阴凉处贮存。

按照《中国药典》规定的方法检查酊剂的甲醇量、乙醇量等。

应用注意事项：内服酊剂因含乙醇，要注意应用人群的适宜性，外用酊剂用于创面，因含乙醇而造成疼痛感。

### 考点 2 ★★　藿香正气水（酊剂）的处方分析

1. 苍术、陈皮、厚朴、白芷分别照流浸膏剂与浸膏剂项下渗漉法，用 **60% 乙醇渗漉**。

2. 茯苓加水煮沸后，80℃温浸 2 次，取汁；**生半夏用冷水浸泡**，泡至透心后，另加干姜 13.5g，加水煎煮；大腹皮加水煎煮；甘草浸膏打碎后水煮化开。合并上述水煎液，滤过，滤液浓缩至适量。

3. 广藿香油、紫苏叶油用**乙醇**适量溶解。

4. 合并以上溶液，混匀，用乙醇与水适量，调整乙醇含量，静置，滤过，灌装，即得。

## 七、流浸膏剂与浸膏剂

### 考点 1 ★★★　流浸膏剂、浸膏剂的特点、质量要求及注意事项

**流浸膏剂**要求每 1mL 相当于饮片 **1g**；**浸膏剂**分为稠膏和干膏两种，每 1g 相当于饮片 **2 ～ 5g**。

流浸膏剂与浸膏剂大多**以不同浓度的乙醇为溶剂**，以水为溶剂者较少。以**水**为溶剂的流浸膏剂中可酌加 **20% ～ 25% 的乙醇**为防腐剂。

**特点**：对热敏性药物不适用。

**质量要求**：除另有规定外，流浸膏剂用渗漉法制备，也可用浸膏剂稀释制成。浸膏剂用煎煮法、回流法或渗漉法制备。

除另有规定外，流浸膏剂与浸膏剂应置**遮光**容器内密封，流浸膏剂应置**阴凉**处贮存。

**应用注意事项**：流浸膏剂多为配制酊剂、合剂、糖浆剂等的原料，浸膏剂一般多作为制备颗粒剂、片剂、胶囊

剂、丸剂、软膏剂、栓剂等的原料。

**考点2★★ 当归流浸膏、颠茄浸膏的处方分析**

**1. 当归流浸膏** 取当归粗粉 **1000g**，照流浸膏剂项下的**渗漉法**，用 **70% 乙醇浸渍 48 小时**后，以每分钟 1～3mL 的速度缓缓渗漉，收集初渗漉液 850mL，另器保存，继续渗漉，至渗漉液近无色或微黄色为止，收集续渗漉液，在 **60℃以下浓缩至稠膏状**，加入初渗漉液，混合，加 **70% 乙醇稀释成 1000mL**。

**2. 颠茄浸膏**

（1）取颠茄草粗粉，照浸膏剂项下的**渗漉法**，用 **85% 乙醇浸渍 48 小时**后，以每分钟 1～3mL 的速度缓缓渗漉，收集初渗漉液约 3000mL，另器保存，继续渗漉，**待生物碱渗漉完全**，续渗漉液作下次渗漉的溶剂用。

（2）将初渗漉液在 **60℃减压回收乙醇**，放冷至室温，**分离除去叶绿素**等，滤过，滤液在 **60～70℃蒸发至稠膏**状，再加 **10 倍量的乙醇**，搅拌均匀，静置，使沉淀完全，取上清液，60℃减压回收乙醇后，浓缩至稠膏状，**取出约 3g**，测定生物碱含量，加稀释剂适量，使生物碱的含量符合规定，研细，过四号筛。

# 八、茶剂

**考点★ 茶剂的分类、特点与质量要求**

茶剂分为块状茶剂、袋装茶剂和煎煮茶剂。块状茶剂可分为不含糖块状茶剂和含糖块状茶剂。

**特点：** 传统茶剂大多用于治疗风寒感冒、食积停滞、泻痢等疾病，而新型保健饮料茶剂多具有辅助降血脂、减肥等作用。茶剂体积小，用量少，便于携带，服用方便，且能较多地保留挥发性成分，易于生产。袋泡茶应能在较短时间内浸出有效成分，**味厚、质坚及滋补性等饮片一般不宜制成袋泡茶**。

**质量要求**：制备时饮片应按规定适当粉碎并混合均匀。凡喷洒提取液的，应喷洒均匀。饮片及提取物在加入黏合剂或蔗糖等辅料时，应混合均匀。

**一般控制在 80℃以下干燥；含挥发性成分较多的应在 60℃以下干燥。**

茶剂应密闭贮存；含挥发性及易吸潮原料药物的茶剂应密封贮存。

按照《中国药典》规定的方法检查，不含糖块状茶剂及袋装茶剂与煎煮茶剂的水分不得过 **12%**，含糖块状茶剂的水分不得过 **3.0%**。

# 第三节 液体制剂

## 一、概述

### 考点1★★ 液体制剂的特点与分类

液体制剂的特点：①分散度大、吸收快、作用较迅速。②易控制药物浓度，可减少固体药物口服后由于局部浓度过高而引起胃肠道刺激性。③便于分剂量和服用，尤其适用于儿童及老年患者。④液体制剂稳定性较差，贮藏、运输不方便。

均相液体制剂应为澄明溶液；非均相液体制剂的药物粒子应分散均匀。

口服液体制剂应外观良好、口感适宜；外用液体制剂应无刺激性。

　　根据分散介质中药物粒子大小不同，液体制剂分为**真溶液、胶体溶液、乳浊液、混悬液**四种分散体系，其中，胶体溶液又分为**高分子溶液和溶胶**。

**考点2 ★★★　液体制剂的附加剂**

| 附加剂 | 应用 | 举例 |
|---|---|---|
| 增溶剂 | 具有增溶作用的表面活性剂，最适宜亲水亲油平衡值（HLB）为15～18 | 聚山梨酯、聚氧乙烯脂肪酸酯类 |
| 助溶剂 | 难溶性药物与加入的助溶剂在溶剂中形成可溶性分子间络合物、缔合物或复盐等，以增加溶解度 | |
| 潜溶剂 | 能形成氢键以增加难溶性药物溶解度的混合溶剂 | 能与水形成潜溶剂的有乙醇、丙二醇、甘油、聚乙二醇等 |
| 防腐剂 | ①苯甲酸与苯甲酸钠：用量为0.1%～0.25%，均应在pH 4以下的药液中使用。②对羟基苯甲酸酯（尼泊金类）：用量为0.01%～0.25%，有甲、乙、丙、丁四种酯，单用即可，合用更佳。③山梨酸与山梨酸钾：常用浓度为0.15%～0.25%，特别适用于含有吐温的液体药剂（尼泊金类则不可）。④其他：含20%以上乙醇、含30%以上的甘油、苯甲醇等。 | |

**考点 3 ★★　表面活性剂的分类**

离子型表面活性剂

**1. 阴离子表面活性剂**

**（1）高级脂肪酸盐**：又称肥皂类，以硬脂酸、油酸、月桂酸等较常用。根据金属离子的不同，又可分为碱金属皂、有机胺皂和碱土金属皂等，其中前两者常用作 O/W 型乳化剂，后者常用作 W/O 型乳化剂。本类表面活性剂具有一定的刺激性，只用于外用制剂。

**（2）硫酸化物**：①硫酸化蓖麻油（土耳其红油）：无刺激性去污剂和润湿剂，可代替肥皂洗涤皮肤。②高级脂肪醇硫酸酯类：十二烷基硫酸钠（月桂醇硫酸钠）：O/W 型乳化剂，主要用作外用软膏的乳化剂。

**（3）磺酸化物**：①脂肪族磺酸化物，如二辛基琥珀酸磺酸钠（阿洛索 –OT）。②烷基芳基磺酸化物，如十二烷基苯磺酸钠，广泛用作洗涤剂。

**2. 阳离子表面活性剂**　分子结构中含有一个五价氮原子，又称季铵化合物。毒性大，主要用于皮肤器械等消毒。常用的有苯扎氯铵（洁尔灭）、苯扎溴铵（新洁尔灭）等。

**3. 两性离子表面活性剂**　在碱性水溶液中呈现阴离子表面活性剂的性质，具有较好的起泡性，去污力；在酸性水溶液中则呈现阳离子表面活性剂的性质，具有很强的杀菌能力。

**（1）天然的两性离子表面活性剂**：常用的是卵磷脂，用于注射用乳剂及脂质体的制备。

**（2）合成的两性离子表面活性剂**：由胺盐构成者为氨基酸型，由季铵盐构成者为甜菜碱型。

非离子型表面活性剂

**1. 脱水山梨醇脂肪酸酯（司盘类）**　亲油性较强，常用作 W/O 型乳剂的乳化剂或 O/W 型乳剂的辅助乳化剂，如脱水山梨醇单月桂酸酯（司盘 20）、脱水山梨醇单棕榈酸酯（司盘 40）等。

**2. 聚氧乙烯脱水山梨醇脂肪酸酯（吐温类）** 又称聚山梨酯，为水溶性表面活性剂，主要用作增溶剂、O/W 型乳化剂、润湿剂和助分散剂，如聚山梨酯 20（吐温 20）等。

**3. 聚氧乙烯脂肪酸酯（卖泽）** 常用作 O/W 型乳剂的乳化剂，如聚氧乙烯 40 硬脂酸酯。

**4. 聚氧乙烯脂肪醇醚（苄泽）** 常用的有西土马哥、平平加 O 及埃莫尔弗。

**5. 聚氧乙烯聚氧丙烯共聚物** 常用的有普朗尼克类，如普郎尼克 F-68。

**考点 4 ★★　表面活性剂的应用**

| 附加剂 | HLB（亲水亲油平衡值）及应用 |
|---|---|
| 增溶剂 | HLB 值在 15 ~ 18 的表面活性剂适合用作增溶剂 |
| 乳化剂 | HLB 值在 8 ~ 16 的表面活性剂适合用作 O/W 型乳化剂，HLB 值在 3 ~ 8 的表活剂适合用作 W/O 型乳化剂 |
| 润湿剂 | HLB 值在 7 ~ 9 的表面活性剂适合用作润湿剂 |
| 起泡与消泡剂 | 起泡剂通常具有较高的 HLB 值和较强的亲水性。表面张力小且亲水性小的戊醇、辛醇、醚类、硅酮类或 HLB 值通常为 1 ~ 3 的表面活性剂（消泡剂），可使泡沫破坏 |
| 去污剂 | 最适宜表面活性剂的 HLB 值为 13 ~ 16，去污能力最强的是非离子型表面活性剂，其次为阴离子型 |
| 消毒剂和抑菌剂 | 大多数阳离子和两性离子型表面活性剂可用作消毒剂 |

# 二、溶液剂

根据分散相的不同，可分为低分子溶液、高分子溶液和溶胶剂。

## 考点1 ★　低分子溶液剂的特点、分类

**特点：**所形成的分散体系均匀、透明并能通过半透膜，可供内服或外用。

**分类：**常用的有溶液剂、芳香水剂、甘油剂、醑剂等。

**1. 溶液剂**　一般为不挥发的小分子药物，溶剂多用水。

**2. 芳香水剂**　含挥发性中药经水蒸气蒸馏制备而成的澄明液体制剂，又称为露剂。

**3. 醑剂**　挥发油的浓乙醇溶液。药物浓度一般为 5% ～ 20%，乙醇浓度一般为 60% ～ 90%。

**4. 甘油剂**　常用于口腔、耳鼻喉科疾病。

## 考点2 ★　高分子溶液剂与溶胶剂的特点

**高分子溶液剂：**均相，属于热力学稳定体系。

**溶胶剂：**非均相，属于热力学不稳定体系和动力学稳定体系。

## 考点3 ★★　薄荷水、碘甘油的处方分析

**1. 薄荷水**　薄荷油在水中的溶解度为 **0.05%**，滑石粉作为薄荷油的**分散剂**，共研时可使挥发油吸附在滑石粉颗粒周围，加水振摇时，易使挥发油均匀分布于水中以**增加溶解度**。同时滑石粉还具有**吸附作用**，过量的挥发油过滤

时因吸附在滑石粉表面而被去除，起到**助滤作用**。

**2.碘甘油**　碘在甘油中的溶解度约为**1.0%**，加入碘化钾与碘形成可溶性络合物而**助溶**，并可提高碘的稳定性。**甘油**作为碘的溶剂可缓和碘对黏膜的刺激性，甘油可使药物滞留皮肤、黏膜而延长疗效。本品临床应用时**不宜用水稀释，以免增加刺激性**。

# 三、乳剂

## 考点1★　乳剂的特点与分类

**特点**：乳剂中的液滴分散度大，药物吸收和药效发挥快，有利于提高生物利用度，还可以制成静脉注射乳剂、静脉营养乳剂；油性药物制成乳剂能保证剂量准确，而且使用方便；水包油型乳剂可掩盖药物的不良臭味；外用乳剂能改善对皮肤、黏膜的渗透性，减少刺激性。

**分类**：乳剂由水相（**W**）、油相（**O**）和乳化剂组成。根据乳化剂的种类、性质及相比形成**水包油（O/W）型或油包水（W/O）型**，也可制备复乳，如 W/O/W 型或 O/W/O 型；根据乳滴粒径大小不同，乳剂可分为普通乳、亚微乳和纳米乳。

## 考点2★　乳剂的不稳定现象

乳剂属热力学不稳定的非均相体系，由于分散体系及外界条件的影响常常出现分层、絮凝、转相、破裂和酸败等不稳定现象。

## 考点3★　影响乳剂稳定性的因素及稳定化措施

**1.乳化剂的性质**

**2. 乳化剂的用量** 一般应控制在 **0.5% ～ 10%**。

**3. 分散相的浓度** 一般宜在 **50% 左右**，过高（75% 以上）则不利于乳剂的稳定。

**4. 分散介质的黏度** 适当增加分散介质的黏度可提高乳剂的稳定性。

**5. 乳化及贮藏时的温度** 一般认为适宜的乳化温度为 **50 ～ 70℃**。

**6. 制备方法及乳化器械**

**7. 其他** 微生物的污染等。

### 考点 4 ★　口服乳剂的质量要求及注意事项

口服乳剂的外观应呈均匀的乳白色，以半径为 10cm 的离心机每分钟 4000 转的转速离心 15 分钟，不应有分层现象。乳剂可能会出现相分离的现象，但经振摇应易再分散。

内服口感适宜，有良好的流动性，无霉变。

### 考点 5 ★★　鱼肝油乳剂的处方分析

本品用于预防和治疗维生素 A 及维生素 D 缺乏症。处方中**鱼肝油**为药物，兼作**油相**；**阿拉伯胶**为乳化剂；**西黄蓍胶**具稳定性；**糖精钠和杏仁油**为**矫味剂**；**羟苯乙酯**为**防腐剂**。

## 四、混悬剂

### 考点 1 ★　混悬剂的特点与分类

混悬剂也包括干混悬剂。混悬剂属于**粗分散体系**，且分散相有时可达总重量的 **50%**。

　　适宜制成混悬剂的药物：需制成液体制剂供临床应用的难溶性药物；为了发挥长效作用或为了提高在水溶液中稳定性的药物。**但剧毒药或剂量小的药物不应制成混悬液。**

### 考点2 ★　混悬剂的常用附加剂及应用

| 常用附加剂 | | | 品种 |
|---|---|---|---|
| 润湿剂 | | | 吐温类、司盘类 |
| 助悬剂 | 低分子助悬剂 | | 甘油、糖浆剂 |
| | 高分子助悬剂 | 天然 | 阿拉伯胶、西黄蓍胶、琼脂、海藻酸钠、白及胶、果胶 |
| | | 合成 | 甲基纤维素、羧甲基纤维素钠、羟乙纤维素、聚维酮、聚乙烯醇 |
| | 硅酸类 | | 胶体二氧化硅、硅酸铝、硅皂土 |
| 絮凝剂与反絮凝剂 | | | 枸橼酸盐、枸橼酸氢盐、酒石酸盐、酒石酸氢盐、磷酸盐及一些氯化物 |

### 考点3 ★　影响混悬剂稳定性的因素及稳定化措施

　　**1. 微粒间的排斥力与吸引力**　混悬液体系中以微粒间吸引力略大于排斥力且吸引力不太大时混悬液的稳定性最好。

　　**2. 混悬粒子的沉降**　采取下列措施可提高混悬液的稳定性：①减小微粒粒径。②增加分散介质的黏度。③减小固体微粒与分散介质间的密度差。

　　**3. 微粒增长与晶型的转变**　在制备时，应在减少微粒粒径的同时，尽可能缩小微粒间的粒径差。

　　**4. 温度的影响**　混悬液一般应贮藏于阴凉处。

**考点4 ★★　口服混悬液的质量要求**

口服混悬剂的混悬物应分散均匀，放置后若有沉淀物，经振摇应易再分散。**口服混悬剂在标签上应注明"用前摇匀"**。除另有规定外，口服混悬剂应进行以下相应检查：

**1. 装量**　凡规定检查含量均匀度者，一般不再进行装量检查。

**2. 装量差异**　装量差异限度应在平均装量的±10%以内。

**3. 干燥失重**　除另有规定外，干混悬剂按照干燥失重测定法，减失重量不得过**2.0%**。

**4. 沉降体积比**　口服混悬剂，沉降体积比应不低于**0.90**。

**5. 微生物限度检查**

**考点5 ★　混悬剂的临床应用注意事项**

口服混悬剂使用前须摇匀，混悬剂应放在**低温避光**的环境中保存，避免发生不稳定变化。

**考点6 ★★　炉甘石洗剂的处方分析**

1. **炉甘石、氧化锌为药物，甘油为润湿剂，羧甲基纤维素钠为助悬剂**。

2. 制备时将炉甘石和氧化锌粉末先加甘油研成细糊，再与羧甲基纤维素钠水溶液混合，使粉末周围形成**水的保护膜**，以阻碍颗粒的聚集，振摇时易摇匀。

# 第四节 无菌制剂

**考点★ 无菌制剂的分类和要求**

**分类**：包括大小容量注射剂、眼用制剂（滴眼剂、眼膏剂）、局部外用无菌制剂，以及手术时使用的无菌制剂，如冲洗剂、止血海绵等。

**要求**：除符合不同剂型制剂通则要求外，还需要无菌、无热原、无可见异物和不溶性微粒，渗透压与血浆相等或接近，pH值应与血液或组织的 pH 值相等或相近，具有较好的稳定性和安全性。

## 一、注射剂

**考点1★ 注射剂的特点与分类**

**特点**：注射剂药效迅速，作用可靠。适用于不宜口服的药物，或不能口服给药的患者，可以产生局部定位或延长药效的作用。有些注射液可用于疾病诊断。

但注射剂使用不便，注射时疼痛；质量要求高，制备过程复杂，需要特定的条件与设备，成本较高；一旦注入机体，其生理作用难以逆转，若使用不当极易发生危险等。

**分类**：

（1）注射液。

（2）注射用无菌粉末。

（3）注射用浓溶液。

**考点 2 ★　热原的来源及致热特点**

药剂学上的"热原"通常是指细菌性热原，是微生物的代谢产物或尸体，注射后能引起特殊的致热反应。大多数细菌和许多霉菌甚至病毒均能产生热原，致热能力最强的是**革兰阴性杆菌**所产生的热原。**内毒素**是产生热原反应的最主要致热物质。

**考点 3 ★　热原的基本性质**

**耐热性**：180℃加热 3 ～ 4 小时，250℃加热 30 ～ 45 分钟或 650℃加热 1 分钟可使热原彻底破坏。

**水溶性**：热原能溶于水，其浓缩水溶液往往带有乳光。

**不挥发性**：热原本身不挥发，但因溶于水，在蒸馏时可随水蒸气雾滴进入蒸馏水中，因此蒸馏水器应有完好的隔沫装置，以防热原污染。

**滤过性**：孔径小于 1nm 的超滤膜可除去绝大部分甚至全部热原。

**被吸附性**：热原可以被活性炭、纸浆滤饼等吸附，也可被某些离子交换树脂吸附。

**其他性质**：热原能被强酸、强碱破坏，也能被强氧化剂如高锰酸钾或过氧化氢等破坏，超声波及某些表面活性剂也能使之失活。

**考点 4 ★★　污染热原的途径与去除方法**

**1.污染热原的途径**　溶剂（主要途径）；原辅料；容器、用具、管道与设备；制备过程；临床应用过程。

**2.去除热原的方法**

（1）**高温法**：耐热器具洁净干燥后于 **180℃加热 2 小**

时或 250℃加热 30 分钟以上可破坏热原。

（2）**酸碱法**：耐酸碱的玻璃容器、瓷器或塑料制品，可采用**重铬酸钾硫酸清洁液**或**稀氢氧化钠溶液**处理破坏热原。

（3）**吸附法**：**活性炭**具有较强的吸附热原作用，同时兼有助滤、脱色作用。活性炭与硅藻土合用也可除去热原。

（4）**离子交换法**：**强碱性阴离子交换树脂**可吸附除去溶剂中的热原。

（5）**凝胶滤过法**：利用热原与药物分子量的差异将两者分开。

（6）**超滤法**：利用**高分子薄膜**的选择性与渗透性，在常温条件下，依靠一定的压力和流速，从而除去溶液中的热原。用于超滤的高分子薄膜孔径可控制在 50nm 以下。

（7）**反渗透法**：选用三醋酸纤维素膜或聚酰胺膜进行反渗透可除热原。

### 考点 5 ★　注射用中药原料的质量要求

中药注射用原料通常包括从中药饮片中提取的有效成分、有效组分组合物及提取物等。

有效成分制成的中药注射剂，主药成分含量应不少于 **90%**；多成分制成的中药注射剂，所测成分应大于总固体量的 **80%**。用于配制注射剂的半成品，应控制重金属、有害元素的限量。

### 考点 6 ★★　制药用水的种类及应用

注射剂所用**溶剂**一般分为水性溶剂和非水性溶剂。水性溶剂最常用的为注射用水，也可用 0.9% 氯化钠溶液或其他适宜的水溶剂。非水性溶剂常用植物油，主要为供注射用的大豆油，其他还有乙醇、丙二醇和聚乙二醇等。

制药用水因其使用的范围不同而分为饮用水、纯化水、注射用水及灭菌注射用水。制药用水的原水通常为饮用水。

| 种类 | 制备方法 | 应用 |
|------|----------|------|
| 饮用水 | 天然水经净化处理所得 | 用于药材净制时的漂洗、制药用具的粗洗用水，也可作为饮片的提取溶剂 |
| 纯化水 | 饮用水经蒸馏法、离子交换法、反渗透法或其他适宜的方法制备所得 | 配制普通药物制剂用的溶剂或试验用水；中药注射剂、滴眼剂等灭菌制剂所用饮片的提取溶剂；口服、外用制剂配制用溶剂或稀释剂；非灭菌制剂用器具的精洗用水，非灭菌制剂所用饮片的提取溶剂。纯化水不得用于注射剂的配制与稀释 |
| 注射用水 | 纯化水经蒸馏所得 | 配制注射剂、滴眼剂等的溶剂或稀释剂及容器的精洗 |
| 灭菌注射用水 | 注射用水按照注射剂生产工艺制备所得 | 用于注射用灭菌粉末的溶剂或注射剂的稀释剂 |

## 考点 7 ★　注射用水与注射用油的质量要求

**1. 注射用水的质量要求**

（1）**性状**：为无色的澄明液体；无臭。

（2）**检查**：pH 应为 5.0 ～ 7.0；氨含量不得超过 0.00002%；每 1mL 中含**细菌内毒素**量应小于 **0.25EU**；需氧菌总数每 100mL 不得过 **10cfu**。

**2. 注射用油的质量要求**

（1）**供注射用的植物油主要是大豆油。**

（2）**性状：淡黄色的澄明液体；**无臭或几乎无臭；相对密度为 0.916 ～ 0.922；折光率为 1.472 ～ 1.476；**酸值应**不大于 0.1；**皂化值应为 188 ～ 195；碘值应为 126 ～ 140。**

### 考点 8 ★★★ 注射剂的附加剂

| 种类 | 附加剂及应用 | | 举例 |
|---|---|---|---|
| 增溶剂、乳化剂、助悬剂 | 增溶剂 | 供静脉用的注射液慎用，椎管内注射用的注射液不得添加 | 聚山梨酯 80、蛋黄卵磷脂、大豆磷脂 |
| | 乳化剂 | | 聚山梨酯 80、蛋黄卵磷脂、大豆磷脂 |
| | 助悬剂 | | 甘油 |
| 防止药物氧化 | 抗氧剂 | 亚硫酸钠常用于偏碱性药液，亚硫酸氢钠、焦亚硫酸钠常用于偏酸性药液 | 亚硫酸钠、亚硫酸氢钠和焦亚硫酸钠 |
| | 惰性气体 | | 二氧化碳和氮气 |
| | 金属离子络合剂 | | 乙二胺四乙酸（EDTA）、乙二胺四乙酸二钠（EDTA-2Na） |
| 调节渗透压 | 调节方法有冰点降低数据法和氯化钠等渗当量法 | | 氯化钠、葡萄糖 |
| 调整 pH | 一般应控制在 4.0 ～ 9.0，大剂量输入的注射液 pH 应接近中性 | | 盐酸、枸橼酸、氢氧化钠、氢氧化钾、碳酸氢钠、缓冲剂磷酸氢二钠和磷酸二氢钠 |

续表

| 种类 | 附加剂及应用 | 举例 |
|------|------------|------|
| 抑菌剂 | 静脉给药与脑池内、硬膜外、椎管内用的注射液均不得加抑菌剂 | 0.5%苯酚、0.3%甲酚、0.5%三氯叔丁醇、0.01%硫柳汞 |
| 止痛剂 | 一般用于肌内或皮下注射的注射剂 | 三氯叔丁醇、盐酸普鲁卡因、盐酸利多卡因 |

## 考点9 ★　影响中药注射剂质量的因素

**1. 制剂稳定性问题**　杂质未除尽；pH不适；有效成分的水溶性较小。

**2. 刺激性问题**　有效成分本身具有刺激性；含有多量杂质；药液渗透压和pH不适宜。

**3. 疗效不稳定问题**

## 考点10 ★　注射剂生产与贮藏的有关规定

1. **溶液型注射剂应澄明**。除另有规定外，混悬型注射液中原料药物粒径应控制在15μm以下，含15～20μm（间有个别20～50μm）者，不应超过10%，若有可见沉淀，振摇时应容易分散均匀。混悬型注射液不得用于静脉注射或椎管内注射；乳状液型注射液不得有相分离现象，不得用于椎管内注射。静脉用乳状液型注射液中90%的乳滴粒径应在1μm以下，不得有大于5μm的乳滴。除另有规定外，输液应尽可能与血液等渗。

2. 容器用胶塞应有足够的**弹性和稳定性**。除另有规定外，容器应足够**透明**，以便内容物的检视。

3. 在注射剂的生产过程中应尽可能缩短配制时间，防止微生物与热原的污染及原料药物变质。

4. **灌装标示量为不大于 50mL 的注射剂时，应适当增加装量。**

除另有规定外，多剂量包装的注射剂，**每一容器的装量一般不得超过 10 次注射量**，增加的装量应能保证每次注射用量。

5. 注射剂在灭菌时或灭菌后，应采用减压法或其他适宜的方法进行容器检漏。

6. 除另有规定外，注射剂应避光贮存。

7. 注射剂的标签或说明书中应标明其中**所用辅料的名称**，如有抑菌剂还应标明**抑菌剂的种类及浓度**。

## 考点 11 ★★　注射剂质量检查项目与要求

1. 装量。

2. 装量差异，凡规定检查含量均匀度的注射用无菌粉末，一般不再进行装量差异检查。

3. 渗透压摩尔浓度。

4. 可见异物。

5. 不溶性微粒

6. 中药注射剂有关物质，一般应检查蛋白质、鞣质、树脂等，静脉注射液还应检查草酸盐、钾离子等。

7. 重金属及其有害元素残留量。

8. 无菌。

9. 细菌内毒素或热原。

## 考点 12 ★★　注射剂的临床应用注意事项

1. 一般要求能口服给药的，不选用注射给药；能肌内注射给药的，不选用静脉注射或滴注给药。

2. 禁止超功能主治用药。

3. 不得超剂量、过快滴注和长期连续用药。

4. 中药注射剂应**单独使用**，不得与其他药品混合配伍使用。

5. 用药前应仔细询问患者**过敏史**，对过敏体质者应慎用。

6. 长期使用注射剂时，在每疗程间应有一定的**时间间隔**。

7. 加强用药监护，特别是用药开始 **30 分钟**。若发现异常，**立即停药**，积极救治。

**考点 13 ★★　当归注射液的处方分析**

1. 本品为当归提取物的灭菌水溶液，每 **2mL** 相当于中药饮片 **0.1g**。

2. 处方中当归为药物，其中含有**藁本内酯、正丁烯酰内酯**等活性成分。

3. **苯甲醇**为止痛剂，**氯化钠**为**渗透压调节剂**。

## 二、输液剂

**考点 1 ★　输液剂的特点与分类**

| 无菌制剂 | 特点 | 分类 | |
|---|---|---|---|
| 输液剂 | 起效迅速；质量要求高；用于纠正体内水和电解质的紊乱，调节体液的酸碱平衡，补充必要的营养、热能和水分；维持血容量；此外，输液剂也常作为抗生素、强心药、升压药等注射药物的载体 | 体液平衡用输液剂 | 电解质输液剂 |
| | | | 酸碱平衡输液剂 |
| | | 营养输液剂 | |
| | | 胶体输液剂 | |
| | | 含药输液剂 | |
| | | 透析类输液剂 | |

**考点 2 ★　输液剂的临床应用注意事项**

　　1.临床联合用药时一般在**输液前配制**以保证疗效和减少不良反应。

　　2.**静脉输液**时应密切观察不良反应发生的可能性，如热原反应等。

**考点 3 ★★　右旋糖酐注射液的处方分析**

　　右旋糖酐是一种葡萄糖聚合物，是目前临床常用的**血浆代用液**。氯化钠为渗透压调节剂。

# 三、注射用无菌粉末、注射用浓溶液

**考点 1 ★　注射用无菌粉末的特点与分类**

| 无菌制剂 | 特点 | 分类 |
|---|---|---|
| 注射用无菌粉末 | 制剂稳定性大大提高，便于携带。适用于对热敏感或在水中不稳定的药物，特别是对湿热敏感的抗生素及生物制品。常以灭菌注射用水溶解后使用，若粉末吸潮、硬化不易溶解不可使用 | 注射用无菌冻干粉末 |
| | | 注射用无菌喷干粉末 |

**考点 2 ★★　注射用双黄连（冻干）的处方分析**

　　1.本品为**金银花、连翘、黄芩**提取物制成的无菌水溶液经冷冻干燥制备而成的**无菌粉末**。

　　2.临用前，先以适量**灭菌注射用水**充分溶解，再用**生理盐水或 15% 的葡萄糖注射液 500mL** 稀释，**静脉滴注**使用。

## 考点 3 ★　注射用浓溶液

注射用浓溶液系指原料药物与适宜辅料制成的供临用前稀释后静脉滴注用的无菌浓溶液。

# 四、眼用制剂

## 考点 1 ★　眼用制剂的特点与分类

**特点**：眼用制剂系指直接用于眼部发挥治疗作用的无菌制剂。可供滴入、冲洗、涂布、插入、注射或置于眼局部，起到治疗、保护和清洁作用。

**分类**：

| 眼用液体制剂 | 滴眼剂、洗眼剂、眼内注射溶液 |
|---|---|
| 眼用半固体制剂 | 眼膏剂、眼用乳膏剂、眼用凝胶剂 |
| 眼用固体制剂 | 眼膜剂、眼丸剂、眼内插入剂 |

## 考点 2 ★　眼用制剂的常用附加剂

| 附加剂 | 应用 | 举例 |
|---|---|---|
| 渗透压调节剂 | 水溶性滴眼剂、洗眼剂和眼用注射溶液应与泪液等渗。洗眼剂属于用量较大的眼用制剂，也应尽可能与泪液等渗 | 氯化钠、硼酸、葡萄糖、硼砂 |
| pH 调节剂 | 洗眼剂应与泪液有相近的 pH | 磷酸盐缓冲液、硼酸盐缓冲液 |
| 抑菌剂 | 多剂量眼用制剂，应加适当抑菌剂 | 三氯叔丁醇、硝酸苯汞、苯乙醇、羟苯乙酯 |

续表

| 附加剂 | 应用 | 举例 |
|--------|------|------|
| 黏度调节剂 | 适当增加滴眼剂的黏度，可减少刺激性，延缓混悬型眼用制剂的沉降，延长药液在眼内滞留时间，增强药效 | 甲基纤维素、聚乙烯醇、聚维酮 |
| 其他附加剂 | | 增溶剂、助溶剂、抗氧剂 |

**考点3 ★★　眼用制剂中药物吸收的途径**

　　眼的药物吸收途径主要有两条：即药物进入结膜囊内主要经过角膜和结膜两条途径吸收。**角膜吸收**是眼局部用药的有效吸收途径。药物经**结膜吸收**是药物进入体循环的主要途径。

**考点4 ★★　影响眼用制剂中药物吸收的因素**

　　**1. 药物从眼睑缝隙的损失**　溢出的药液大部分沿面颊流下，或从排出器官进入鼻腔或口腔，进而进入胃肠道。因而某些作用强烈的眼用制剂，用药后有明显的全身作用。

　　**2. 药物的外周血管消除**

　　**3. 眼用制剂的 pH 及药物的 $pK_a$**　完全解离或完全不解离的药物不能透过完整的角膜。

　　**4. 刺激性**　影响药物的眼部吸收与利用而降低药效。

　　**5. 表面张力**　滴眼剂的表面张力越小，越有利于滴眼剂与泪液的混合，也有利于药物与角膜的接触，使药物易于渗入。

**6. 黏度** 增加黏度可使药物与角膜接触的时间延长，有利于吸收。

### 考点 5 ★　眼用制剂生产与贮藏的有关规定

除另有规定外，**滴眼剂**每个容器的装量应不超过 **10mL**；洗眼剂每个容器的装量应不超过 **200mL**；眼用半固体制剂每个容器的装量应不超过 **5g**；混悬型滴眼剂的沉降物不应结块或聚集，轻摇应易再分散，并应检查沉降体积比。

眼内注射溶液、眼内插入剂、供外科手术用和急救用的眼用制剂，均不得添加抑菌剂、抗氧剂或不适当的附加剂，且应采用**一次性使用包装**。

眼用半固体制剂基质应过滤灭菌，不溶性药物应预先制成极细粉。眼膏剂、眼用乳膏剂、眼用凝胶剂应均匀、细腻、无刺激性，并易涂布于眼部，便于药物分散和吸收。

包装容器应无菌、不易破裂，其透明度应不影响可见异物检查。

除另有规定外，眼用制剂应遮光密封贮存，**启用后最多可使用 4 周**。

### 考点 6 ★★　眼用制剂质量检查项目与要求

除另有规定外，眼用制剂的无菌、装量、渗透压摩尔浓度，以及滴眼剂和眼内注射溶液的可见异物、含饮片原粉的眼用制剂和混悬型眼用制剂的粒度、眼用半固体制剂的金属性异物、混悬型滴眼剂（含饮片细粉的滴眼剂除外）的沉降体积比等检查应符合《中国药典》制剂通则眼用制剂项下的有关规定。

# 第五节　外用制剂

## 考点1★　外用制剂的特点与分类

**特点：** 具有保护、润滑、局部治疗作用，也可透过皮肤或黏膜起全身治疗作用。经皮给药系统中药物透过皮肤进入体循环，能避免肝脏的首过效应，避免药物在胃肠道的破坏，减少血药浓度的峰谷变化，降低药物的副作用。

**分类：**

| 半固体外用膏剂 | 软膏剂 | 油脂性基质、水溶性基质 |
| --- | --- | --- |
| | 乳膏剂 | 乳状液型基质 |
| 贴膏剂 | | 橡胶贴膏、凝胶贴膏 |
| 贴剂 | | |
| 膏药 | | 黑膏药和白膏药 |

## 考点2★　外用膏剂透皮吸收的途径

外用膏剂透皮吸收的途径有：**完整的表皮**（主要途径）；**毛囊、皮脂腺和汗腺等皮肤的附属器官**。

## 考点3★　影响药物透皮吸收的因素

| 皮肤条件 | 应用部位、皮肤的病变、皮肤的温度与湿度、皮肤的清洁 |
| --- | --- |
| 药物性质 | 1.具有适宜的油、水分配系数，既有一定脂溶性又有一定水溶性的药物透皮吸收较理想。<br>2.宜选用相对分子质量较小，药理作用强的药物 |

续表

| 基质的组成与性质 | 1. 吸收：乳状液型基质＞吸水性软膏基质（凡士林加羊毛脂）、硅胶及豚脂＞烃类基质。<br>2. 基质的 pH：当基质 pH 小于弱酸性药物的 $pK_a$ 或大于弱碱性药物的 $pK_a$ 时，药物的分子型显著增加而利于吸收。<br>3. 附加剂：基质中添加表面活性剂、透皮促进剂（如月桂氮酮）等能增加药物的穿透性，有利于吸收。<br>4. 基质对皮肤的水合作用，油脂性基质封闭性强，可显著增加皮肤的水合作用 |
|---|---|
| 其他因素 | 药物浓度、应用面积、应用次数及与皮肤接触时间 |

# 一、软膏剂与乳膏剂

## 考点1★★ 软膏剂与乳膏剂基质的质量要求

理想的基质应：

（1）**具有适宜的黏度**，易于涂布于皮肤或黏膜。

（2）作为药物的良好载体，**能与药物的水溶液或油溶液互相混合**，有利于药物的释放和吸收。

（3）**性质稳定**，与药物无配伍禁忌。

（4）**无刺激性和过敏性**，不影响皮肤的正常功能与伤口愈合。

（5）**易清洗**，不污染衣物。

### 考点 2 ★★★　各种基质的特点

| 分类 | 特点 |
|---|---|
| 油脂性基质 | 润滑、无刺激性，能封闭皮肤表面，促进皮肤的水合作用，对皮肤的保护及软化比其他基质强，能与多种药物配伍。但油腻性及疏水性较大，药物释放较差，不易与水性液体混合，也不易用水洗除，不宜用于急性炎性渗出较多的创面 |
| 乳状液型基质 | 对油或水均有一定亲和力，有利于药物的释放与穿透，可吸收创面渗出物，易涂布、易清洗。可用于亚急性、慢性、无渗出的皮肤病，忌用于糜烂、溃疡及化脓性创面。遇水不稳定的药物不宜制成乳膏剂 |
| 水溶性基质 | 释药较快，无油腻性和刺激性，能吸收组织渗出液，可用于糜烂创面及腔道黏膜，但润滑作用较差，易失水、发霉，故需加保湿剂与防腐剂 |

### 考点 3 ★★★　各种基质的代表品种及应用

| 分类 | 代表品种 | | 应用 |
|---|---|---|---|
| 油脂性基质 | 油脂类 | | 植物油常与熔点较高的蜡类熔合制成稠度适宜的基质，如中药油膏常用麻油与蜂蜡熔合为基质 |
| | 类脂类 | 羊毛脂 | 提高软膏中药物的渗透性。常与凡士林合用，调节凡士林的渗透性和吸水性 |
| | | 蜂蜡 | 调节软膏的稠度或增加稳定性，可作为辅助乳化剂 |

续表

| 分类 | 代表品种 | | 应用 |
|---|---|---|---|
| 油脂性基质 | 烃类 | 凡士林 | 油腻性大而吸水性较差（仅能吸水5%），故不宜用于有多量渗出液的患处，与适量的羊毛脂、鲸蜡醇或胆甾醇等合用，可增加其吸水性 |
| | | 石蜡与液状石蜡 | 主要用于调节软膏稠度，液状石蜡还可用以研磨药物粉末，使易于与基质混匀 |
| | 硅酮类 | | 具有良好的润滑作用，常用于乳膏剂，可与其他油脂类基质合用制成防护性软膏，对眼睛有刺激性，不宜作眼膏基质 |
| 乳状液型基质 | 水包油（O/W）型：钠皂、三乙醇胺皂类、脂肪醇型硫酸钠类和聚山梨酯类 | | 不适宜患处分泌物太多者 |
| | 油包水（W/O）型：钙皂、羊毛脂、单甘酯、脂肪醇 | | |
| 水溶性基质 | 纤维素衍生物：甲基纤维素、羧甲基纤维素钠 | | |
| | 聚乙二醇 | | 性质稳定，可与多数药物配伍，不易酸败和发霉。应注意长期应用可引起皮肤脱水干燥 |

### 考点4★★　软膏剂与乳膏剂的质量要求

软膏剂、乳膏剂基质应均匀、细腻，具有适当的黏稠度，易涂布于皮肤或黏膜上，**不融化**。

乳膏剂不得有油水分离或胀气现象。

软膏剂、乳膏剂用于烧伤治疗，如为非无菌制剂的，**应在标签上标明"非无菌制剂"**；产品说明书中应注明"本品为非无菌制剂"，同时在适应证下应明确"用于程度较轻的烧伤（Ⅰ度或浅Ⅱ度）"；注意事项下规定"应遵医嘱使用"。

除另有规定外，软膏剂应避光密封贮存。乳膏剂应避光密封置25℃以下贮存，不得冷冻。

粒度：除另有规定外，混悬型软膏剂、含饮片细粉的软膏剂，均不得检出大于**180μm**的粒子。

### 考点5★★　丹皮酚软膏的处方分析

1. 硬脂酸与碳酸钾生成硬脂酸钾，三乙醇胺与部分硬脂酸形成有机铵皂（三乙醇胺皂），为**O/W型乳化剂**。

2. 单硬脂酸甘油酯增加油相的吸水能力，并作为**稳定剂。甘油为保湿剂**。

## 二、膏药

### 考点1★　膏药的特点与分类

**特点：**膏药为油润固体，**用前需烘软**，通常贴于患处，亦可贴于经络穴位，发挥保护、封闭及拔毒生肌、收口、消肿止痛等局部作用；或经透皮吸收，发挥药物的祛风散寒、行滞祛瘀、通经活络、强壮筋骨等功效，治疗跌打损伤、风湿痹痛等，以弥补内服药的药力不足。

分类：膏药分为黑膏药、白膏药两类。采用饮片、食用植物油与**红丹（铅丹）**炼制成的膏药称为黑膏药；采用饮片、食用植物油与**官粉（铅粉）**炼制成的膏药称为白膏药。

**考点2 ★　膏药基质的组成**

黑膏药的基质原料主要是**植物油和红丹**。植物油以**麻油**为好，**红丹**主要成分为**四氧化三铅**，含量要求在**95%**以上。黑膏药基质的主要成分为高级脂肪酸的铅盐。

白膏药的基质原料主要是**植物油和官粉**。**官粉**主要成分为**碱式碳酸铅**。

制备膏药用红丹、官粉均应干燥，无吸潮结块。

**考点3 ★　膏药的质量要求**

制备膏药用的饮片应适当碎断，按各品种项下规定的方法加食用植物油炸枯；质地轻泡不耐油炸的饮片，宜待其他饮片炸枯黄后再加入。含挥发性成分的饮片、矿物药及贵重药应**研成细粉**，于摊涂前加入，温度应不超过**70℃**。

膏药的膏体应油润细腻、光亮、老嫩适度、摊涂均匀、无飞边缺口，加温后能粘贴于皮肤上且不移动。

**黑膏药应乌黑、无红斑；白膏药应无白点。**

除另有规定外，膏药应密闭，置阴凉处贮存。

**软化点**、重量差异等应符合《中国药典》规定。

**考点4 ★★　狗皮膏的处方分析**

1. 本品是以**植物油与铅丹**经高温炼制而成的脂肪酸铅盐为基质制备而成的**黑膏药制剂**。

2. 黑膏药使用时应**温热后贴敷**，贴敷时若出现贴敷后脱落或贴敷部位移动均属于膏药品质问题，前者由于制剂过程中**炼油过老、下丹量过多或下丹后炼制时间过长**所致，后者则相反。

因此，黑膏药制备时有**"老油轻丹"**之说。

## 三、贴膏剂

**考点 1★　橡胶贴膏的特点与组成**

**1. 橡胶贴膏的特点**　黏着力强，不需预热可直接贴用，不污染衣物，携带方便；有保护伤口、防止皮肤皲裂等作用。但橡胶贴膏**膏层薄，容纳药物量少**，维持时间较短。

**2. 橡胶贴膏的组成**

（1）**背衬材料**：一般采用漂白细布，亦有用聚乙烯、软聚氯乙烯者。

（2）**膏料**：由药物、基质及其他辅料组成药物层，也叫膏料层，作为橡胶贴膏的主要部分。基质主要组成成分有：**橡胶、增黏剂、软化剂、填充剂**等。

（3）**膏面覆盖物**：采用塑料薄膜、硬质纱布及玻璃纸等，以避免膏片互相黏着及防止挥发性药物挥散。

**考点 2★　凝胶贴膏的特点与组成**

**1. 凝胶贴膏的特点**　**载药量大**，使用方便，贴敷舒适，**对皮肤无刺激性**。由于基质亲水，膏层含有一定量水分，**贴用后皮肤角质层易软化**，水合作用增加，有利药物的透皮吸收。缺点是**黏性较差**。

**2. 凝胶贴膏的组成**

（1）**背衬层**：可采用漂白布、无纺布、人造棉布等。

（2）**保护层**：即膏面覆盖物多为聚乙烯薄膜、聚酯薄膜及玻璃纸等。

（3）**膏料层**：由药料与基质组成。

### 考点3 ★★  贴膏剂的质量要求

贴膏剂的膏料应涂布均匀，膏面应光洁，色泽一致，无脱膏、失黏现象。

涂布中若有使用有机溶剂的，必要时应**检查残留溶剂**。采用乙醇等溶剂应在标签中注明**过敏者慎用**。

贴膏剂的含量均匀度、释放度、黏附力等应符合要求。

**耐热性、赋形性**应符合相关要求。除另有规定外，贴膏剂应密封贮存。

微生物限度：橡胶贴膏每 10cm² 不得检出**金黄色葡萄球菌和铜绿假单胞菌**。

### 考点4 ★★  少林风湿跌打膏、三七凝胶贴膏剂的处方分析

**1. 少林风湿跌打膏**

（1）本品为微红色的片状**橡胶贴膏**，布面具有小圆孔，气芳香。

（2）**气相色谱法鉴别冰片、薄荷脑、水杨酸甲酯**。

（3）含膏量检查，每 100cm² 含膏量不得少于 **1.5g**。

（4）三七等五味药多数含极性较小的脂溶性有效成分，故以**高浓度乙醇提取**，同时便于与用汽油等脂溶性溶剂溶解的橡胶混匀。

（5）**薄荷脑、水杨酸甲酯、冰片**三味药均系脂溶性提取物或化学药物，可直接溶于基质中。冰片、水杨酸甲酯

与薄荷脑有促透皮作用，利于药物经皮渗透至关节腔发挥药效。

**2. 三七凝胶贴膏剂**

（1）本品为类白色片状凝胶贴膏剂，是一个亲水凝胶型透皮系统。

（2）方中**卡波姆 –934、PVP、明胶合用为黏合剂**；甘油为保湿剂；三乙醇胺用以调节 pH 使卡波姆成为稠厚的凝胶状，可增加膏体的赋形性和持黏力；氮酮和丙二醇为双相透皮促进剂。

# 四、贴剂

### 考点 1 ★　贴剂的特点与组成

**1. 贴剂的特点**　贴剂用于有疾患的皮肤和局部，有保护和治疗作用。透皮贴剂中药物在贮库内缓慢长时间释放进入血液，延长作用时间，减少用药次数，避免不良反应。

**2. 贴剂的组成**　贴剂一般由背衬层、药物贮库层、黏贴层及临床前除去的保护层组成。

贴剂的贮库层可以是骨架型或控释膜型。

### 考点 2 ★★　贴剂的质量要求

贮库应无气泡和泄漏。

黏贴层涂布应均匀，用有机溶剂涂布的贴剂，应对残留溶剂进行检查。采用乙醇等溶剂应在标签中注明过敏者慎用。

**考点 3 ★★ 东莨菪碱贴剂的处方分析**

1. 本品为 $1cm^2$ 的圆形片状贴剂。

2. 东莨菪碱是防治晕动病的最有效药物。

3. 本品为**膜控型经皮给药系统**。

**第一层为背衬层**，有铝塑膜或其他非渗透性聚合物构成，能防止非挥发性成分的逸出，也是该制剂的**支持层**；**第二层为药库层**，药物以一定浓度溶于或以极小粒子分散于**矿物油及高分子材料**（如聚丙烯、聚异丁烯）**胶浆中**；**第三层为控释膜层**，控制药物从药库层中的**释放速率**；**第四层为黏贴层**，含有少量的**药物**，分布在与贮库层相似的胶浆中，**该层提供首剂量并能黏贴在皮肤上**；**第五层为覆盖层（保护层）**，使用时揭去，常由防黏纸或玻璃纸构成。

# 五、其他外用制剂

**考点 ★★ 其他外用制剂**

| 剂型与分类 | | 应用及质量要求 |
|---|---|---|
| 糊剂 | 水溶性 | 含原料药物固体粉末多在 25% 以上。 |
| | 脂溶性 | 除另有规定外，糊剂应避光密闭贮存；置 25℃ 以下贮存，不得冷冻 |
| 凝胶剂 | | 乳状液型凝胶剂又称为乳胶剂。混悬型凝胶剂属两相分散系统，可有触变性。凝胶剂基质属单相分散系统，分水性和油性。<br>一般应检查 pH 值。<br>除另有规定外，应避光、密闭贮存，并应防冻。<br>混悬型凝胶剂，除另有规定外应进行粒度检查（不得检出 > 180μm 的粒子） |

续表

| 剂型与分类 | 应用及质量要求 |
|---|---|
| 搽剂 | 供无破损皮肤揉擦用。<br>易变质者应在临用前配制。除另有规定外，以水或稀乙醇为溶剂的一般应检查相对密度和pH值；以乙醇为溶剂的应检查乙醇量；以油为溶剂的应无酸败等变质现象，并应检查折光率。<br>除另有规定外，应避光、密封贮存 |
| 涂剂 | 大多为消毒或消炎药物的甘油溶液，也可用乙醇、植物油等作溶剂。以油为溶剂的应无酸败等变质现象，并应检查折光率。<br>除另有规定外，应避光、密闭贮存。对热敏感的品种，应在 2～8℃保存和运输。<br>除另有规定外，在启用后最多可使用4周 |
| 涂膜剂 | 一般用于无渗出液的损害性皮肤病。<br>常用的成膜材料有聚乙烯醇、聚乙烯吡咯烷酮、乙基纤维素和聚乙烯醇缩甲乙醛等；增塑剂有甘油、丙二醇、三乙酸甘油酯等；溶剂为乙醇等。<br>应避光、密封贮存。启用后最多可使用4周 |

# 第六节 其他制剂

## 一、栓剂

### 考点1★ 栓剂的特点与分类

因施用腔道的不同，栓剂分为直肠栓、阴道栓、尿道栓等，其中常用的是直肠栓、阴道栓。

栓剂具有以下**特点**：①栓剂不仅在腔道起润滑、抗菌、消炎、杀虫、收敛、止痛、止痒等局部治疗作用，而且可经腔道吸收产生**全身治疗作用**。②药物不受胃肠道**pH 或酶的破坏**，可避免药物对胃肠道的刺激。③药物直肠吸收，大部分不受肝脏首过效应的破坏。④适用于不能或不愿口服给药的患者。

## 考点 2 ★　栓剂基质的要求

1. 室温时有适宜的硬度和韧性，塞入腔道时不变形、不碎裂。体温下易软化、熔融或溶解。

2. 与药物无配伍禁忌，无毒性、无过敏性及黏膜刺激性，不影响药物的含量测定。

3. 熔点与凝固点相距较近，且有润湿与乳化能力，能混入较多的水。

4. 在贮藏过程中不易霉变，且理化性质稳定。

## 考点 3 ★★　栓剂基质的种类、代表品种及应用

| 种类 | 代表品种 | 应用 |
|------|---------|------|
| 油脂性基质 | 可可豆脂 | 可塑性好，无刺激性，在体温即能迅速融化，能与多种药物配伍使用 |
| | 半合成脂肪甘油酯类：半合成椰子油酯、半合成山苍子油酯、半合成棕榈油酯 | 不易酸败，贮藏中也比较稳定，为目前应用较多的油脂性栓剂基质 |

续表

| 种类 | 代表品种 | 应用 |
|---|---|---|
| 水溶性基质 | 甘油明胶 | 具有弹性，不易折断，在体温下能软化并缓慢溶于分泌液中，常用作阴道栓剂基质，但不适用于鞣酸等与蛋白质有配伍禁忌的药物 |
| | 聚乙二醇类：聚氧乙烯（40）单硬脂酸酯、聚山梨酯61、泊洛沙姆 | 体温条件下不熔化，能缓缓溶于直肠液中，但对黏膜有一定刺激性，贮存时不软化，不需要冷藏，但易吸湿变形 |

**考点4 ★ 直肠给药栓剂中药物的吸收途径及影响因素**

1. **直肠给药栓剂中药物的吸收途径** 肛门给药后，药物在直肠的吸收主要途径有：①经直肠上静脉吸收，由门静脉进入**肝脏**，再由肝脏进入大循环。②经直肠下静脉和肛门静脉吸收，由髂内静脉**绕过肝脏**，从下腔大静脉直接进入大循环。③经直肠**淋巴系统**吸收。

2. **影响直肠给药栓剂中药物吸收的因素**

（1）**生理因素**：栓剂塞入直肠的**深度**影响药物的吸收。另外，直肠有粪便存在、腹泻及组织脱水等均能影响药物从直肠部位的吸收。直肠液的 pH 约为 7.4，且无缓冲能力，对弱酸弱碱性药物的吸收都有影响。

（2）**药物因素**：难溶性药物宜减小粒径以增加溶出。脂溶性、非解离型的药物易吸收。

（3）**基质因素**：水溶性药物分散在油脂性基质中，药物能较快释放或分散至分泌液中，故吸收较快。

**考点5 ★★ 栓剂的质量要求**

制备栓剂用的**固体原料药物**，除另有规定外，应预先用适宜方法制成**细粉或最细粉**。

**融变时限**除另有规定外，脂肪性基质的栓剂应在**30分钟**内全部融化、软化或触压时无硬芯；水溶性基质的栓剂应在**60分钟**内全部溶解。

除另有规定外，栓剂应在**30℃以下密闭**贮存和运输。

**考点6 ★★ 双黄连栓剂（小儿消炎栓）的处方分析**

1. 本品系制备**金银花、连翘、黄芩**提取物，以半合成脂肪酸酯为基质，采用**热熔法**制备而成。
2. 儿童应用栓剂直肠给药，具有很好的顺应性。
3. 该产品应密闭贮藏于阴凉干燥处。

# 二、气雾剂与喷雾剂

**考点1 ★★ 气雾剂与喷雾剂的特点与分类**

**1. 气雾剂、喷雾剂的特点**

（1）具有速效和定位作用。

（2）制剂稳定性高。

（3）给药剂量准确，副作用较小。

（4）局部用药的刺激性小。

但是气雾剂制备时需要耐压容器、阀门系统和特殊的生产设备，成本高；若封装不严密，抛射剂渗漏后则药物无法喷出；具有一定的内压，遇热或受撞击易发生爆炸；抛射剂有较强的挥发性，且具有制冷作用，多次使用于受伤皮肤上，可引起不适。

**2. 气雾剂、喷雾剂的分类**

| 气雾剂的分类 | |
|---|---|
| 处方组成 | 二相气雾剂：溶液型气雾剂<br>三相气雾剂：乳浊液和混悬液型气雾剂 |
| 用药途径 | 吸入气雾剂、非吸入气雾剂 |
| 给药定量与否 | 定量气雾剂、非定量气雾剂 |
| **喷雾剂的分类** | |
| 内容物组成 | 溶液型、乳状液型和混悬型喷雾剂 |
| 用药途径 | 吸入喷雾剂、鼻用喷雾剂及用于皮肤和黏膜的非吸入喷雾剂 |
| 给药定量与否 | 定量喷雾剂、非定量喷雾剂 |

**考点 2 ★★　吸入气雾剂与吸入喷雾剂的吸收与影响因素**

　　吸入气雾剂和吸入喷雾剂给药时，**肺泡**为药物的主要吸收部位。

　　**影响吸收的主要因素有：**

　　（1）**药物的脂溶性及分子大小**，吸入给药的吸收速度与药物的脂溶性成正比，与药物的分子大小成反比。

　　（2）**雾滴（粒）粒径大小**，影响其在呼吸道沉积的部位，吸入气雾剂雾滴（粒）的粒径应在 10μm 以下，其中大多数应在 5μm 以下。雾滴过粗，药物易沉着在口腔、咽部及呼吸器官的各部位；粒子过小，雾滴（粒）易到达肺泡部位，但沉积减少，多被呼出，吸收较少。

**考点 3 ★★★　气雾剂与喷雾剂的构成**

　　1. 气雾剂由药物与附加剂、抛射剂、耐压容器和阀门系统构成。

（1）附加剂

1）溶剂：如**氢氟烷烃**，常可以作为溶液型气雾剂的溶剂；**水、甘油或脂肪酸、植物油**也可以分别在 O/W 或 W/O 乳浊液型气雾剂中作为水溶性药物或脂溶性药物的溶剂。

2）潜溶剂：如乙醇、丙二醇等。

3）抗氧剂：如**维生素 C**、亚硫酸钠等。

4）防腐剂：如羟苯乙酯等。

5）表面活性剂：可作为乳化剂，如**硬脂酸三乙醇胺皂、聚山梨酯类**等；或助悬剂，如脂肪酸山梨坦类、月桂醇等。

（2）**抛射剂**：抛射剂是喷射药物的动力。

1）氢氟烷烃类：**四氟乙烷、七氟丙烷及二氟乙烷**。

2）二甲醚。

3）碳氢化合物。

4）**惰性气体**：压缩惰性气体（$N_2$、$CO_2$ 等）。

2.喷雾剂由药物与附加剂、容器与手动泵构成。

### 考点 4 ★　气雾剂、喷雾剂生产与贮藏的有关规定

吸入气雾剂与吸入喷雾剂供吸入用雾滴（粒）大小应控制在 $10\mu m$ 以下，其中大多数应为 $5\mu m$ 以下，一般不使用饮片细粉。

### 考点 5 ★　气雾剂与喷雾剂的质量检查项目与要求

**每瓶总揿次**：定量气雾剂每瓶总揿数应不少于标示总揿数。

**每瓶总喷次**：多剂量定量喷雾剂每瓶总喷次均不得少于其标示总喷次。

递送剂量均一性。

**每揿主药含量**：定量气雾剂每揿主药含量应为每揿主药含量标示量的 **80% ～ 120%**。

**每喷主药含量**：定量喷雾剂每喷主药含量应为标示含量的 **80% ～ 120%**。

微细粒子剂量：除另有规定外，吸入气雾剂微细药物粒子百分比应不少于每吸主药含量标示量的 **15%**。

**喷出总量**：非定量气雾剂每瓶喷出量均不得少于标示装量的 **85%**。

**每揿喷量**：除另有规定外，应为标示喷量的 80% ～ 120%。凡进行每揿递送剂量**均一性**检查的气雾剂，不再进行每揿喷量检查。

**每喷喷量**：除另有规定外，定量喷雾剂每瓶 10 次喷量的平均值均应为标示喷量的 80% ～ 120%。**凡规定测定每喷主药含量的喷雾剂，不再进行每喷喷量的测定。**

粒度：除另有规定外，中药吸入用混悬型气雾剂若不进行微细粒子剂量测定，应进行**粒度检查**。平均原料药物粒径应在 **5μm 以下**，粒径大于 10μm 的粒子不得过 **10 粒**。

装量差异：凡规定检查递送剂量均一性的单剂量喷雾剂，一般不再进行装量差异的检查。

## 考点 6 ★★　气雾剂与喷雾剂的临床应用注意事项

1. 气雾剂使用前应**充分摇匀储药罐**，使罐中药品和抛射剂充分混合。**首次使用前**或距上次使用超过一周时，先向空中**试喷一次**。

2. 使用时先摇匀，头略后仰并缓慢地呼气，**尽可能呼出肺内空气**。将吸入器吸口紧紧含在口中，并屏住呼吸，以食指和拇指紧按吸入器，使药物释出，并同时做与喷药同步的**缓慢深吸气**，最好**大于 5 秒钟**，吸药后屏住呼吸

**5～10秒钟**，使药物充分分布到下气道。使用完用清水漱口，去除上咽部残留的药物。

3. 使用鼻用喷雾剂，鼻腔有分泌物时应该先清理鼻腔分泌物再喷，可按医嘱洗鼻后再使用喷鼻药物。

4. 储存时应注意**避光、避热、避冷冻、避碰撞**，即使药品已用完的小罐也不能弄破、刺穿或燃烧。

### 考点7 ★★　麝香祛痛气雾剂的处方分析

1. 本品为**溶液型气雾剂**。

2. 工艺中采用不同浓度的乙醇浸渍或溶解，既保证了有效成分能够充分浸出，又避免了长时间加热对有效成分的破坏、损失；**挥发性成分和溶剂乙醇还兼有促渗作用**，有利于有效成分的渗透和吸收。

3. 本品应置**凉暗处贮存**，并避免曝晒、受热、敲打和**撞击**。

## 三、其他剂型

### 考点1 ★　胶剂的特点与分类

**胶剂的特点：** 多有滋补强壮作用，其中皮胶类**补血**；**角胶类温阳**；甲胶类侧重滋阴，还有活血祛风等作用。

**胶剂的种类：**

**皮胶类：** 以动物皮为原料，如以驴皮、猪皮制成的阿胶与新阿胶，以牛皮制成的黄明胶。

**骨胶类：** 以动物骨骼等为原料，如狗骨胶、鹿骨胶等。

**甲胶类：** 以动物甲壳等为原料，如龟甲胶、鳖甲胶。

**角胶类：** 以动物骨化的角为原料，如鹿角胶。

**其他胶类：** 以含有蛋白质的动物类中药为原料，如以牛肉为原料制成的称霞天胶，以龟甲和鹿角为原料制成的混合胶剂称龟鹿二仙胶。

## 考点2 ★★★ 胶剂原辅料的种类与作用

**胶剂原料的种类与选用：**

**皮类：** 驴皮是熬制阿胶的原料，以张大毛黑、质地肥厚、无病害者为优。

**骨类：** 以骨骼粗壮、质地坚实、质润色黄之新品为佳。

**甲类：** 板大质厚、颜色鲜明、未经水煮者为佳。

**角类：** 以质重、坚硬、有光泽、角尖对光照呈粉红色的砍角为佳。

**胶剂辅料的种类与作用：**

| 胶剂辅料 | 作用 |
| --- | --- |
| 冰糖（白糖） | 增加胶剂透明度和硬度，有矫味作用 |
| 油类 | 可降低胶块的黏度，便于切胶，且在浓缩收膏时，油可促进锅内气泡的逸散，起消泡作用 |
| 酒类（黄酒、白酒） | 矫味矫臭作用，收胶时有利于气泡逸散 |
| 明矾 | 沉淀胶液中的泥沙杂质，增加透明度 |

## 考点3 ★ 膜剂的特点与分类

**膜剂的特点：**

（1）生产工艺简单，易于自动化和无菌生产。

（2）药物含量准确、质量稳定。

（3）使用方便，适于多种给药途径。

（4）可制成不同释药速度的制剂。

（5）制成多层膜剂可避免配伍禁忌。

（6）体积小，重量轻，便于携带、运输和贮存。

（7）膜剂不适用于药物剂量较大的制剂。

**膜剂的分类：**

膜剂按结构类型可分为**单层、多层及夹心型**。

按给药途径可分为**内服膜剂、口腔用膜剂、眼用膜剂、皮肤及黏膜用膜剂**等。

### 考点 4 ★★　膜剂常用成膜材料及其他辅料

**膜剂成膜材料：**常用的成膜材料有**聚乙烯醇、丙烯酸树脂类、纤维素类**及其他天然高分子材料。有天然（淀粉、纤维素、明胶、白及胶等）及合成（纤维素衍生物、聚乙烯醇等）两大类。**最常用的是聚乙烯醇（PVA）**，在消化道中吸收很少，80% 在 48 小时内从大便中排泄。

**其他辅料：**

（1）增塑剂：**甘油、乙二醇、山梨醇**等。

（2）着色剂：食用色素。

（3）遮光剂：**二氧化钛**。

（4）矫味剂：**蔗糖、甜菊苷**等。

（5）填充剂：**碳酸钙、淀粉**等。

（6）表面活性剂：**聚山梨酯 80、十二烷基硫酸钠、豆磷脂**等。

### 考点 5 ★　锭剂、灸剂、线剂、熨剂、糕剂、丹剂、条剂、钉剂和棒剂的应用特点

| 剂型 | 应用特点 |
|------|----------|
| 锭剂 | 供内服，可吞服或研细以水或黄酒化服，外用多是研细用醋或酒调敷，也可作嗅入或外搽药用 |

续表

| 剂型 | 应用特点 |
|------|----------|
| 灸剂 | 供熏灼穴位或其他患部的外用制剂，借助燃烧产生的温热性刺激及药物的局部透皮吸收，达到预防或治疗疾病的目的 |
| 线剂 | 利用所含药物的轻微腐蚀作用和药线的机械扎紧作用，切断痔核的血液供应，使痔枯落，或置瘘管中，引流畅通，以利疮核愈合，有止血抗炎等作用，也可以线剂结扎，辅以药物治疗肿瘤 |
| 熨剂 | 用时拌醋生热，利用热刺激及药物蒸汽透入熨贴的部位达到活血通络、发散风寒的目的 |
| 糕剂 | 含糖，味甜可口，主要用于治疗小儿脾胃虚弱、面黄肌瘦等慢性消化不良性疾病 |
| 丹剂 | 毒性较大，不可内服，仅供外用 |
| 条剂 | 所用药物多有毒性或腐蚀性，主要用于插入疮口或瘘管 |
| 钉剂 | 多含有毒性药物或腐蚀性药物，具缓释作用。一般供外科插入，用于治疗痔、瘘管及溃疡等 |
| 棒剂 | 直接用于皮肤或黏膜，起腐蚀、收敛等作用，多用于眼科 |

# 第七节　药物新型给药系统与制剂新技术

### 考点1★★★　缓释、控释制剂的特点及类型

与普通制剂比较，缓释、控释制剂的特点：①药物治疗作用持久、毒副作用小、用药次数显著减少。②药物可缓慢地释放进入体内，血药浓度的"峰谷"波动小，可避免超过治疗血药浓度范围的毒副作用，又能保持在有效浓

度治疗范围（治疗窗）之内以维持疗效。

　　**按照给药途径不同**，缓释、控释制剂的类型以口服给药为主，同时也包括眼用、鼻腔、耳道、阴道、直肠、口腔或牙用、透皮或皮下、肌内注射及皮下植入等。

　　**根据延缓、控制药物释放原理的不同**，缓释、控释制剂的类型可分为骨架分散型、膜控包衣型、乳剂分散型、注射用油溶液或混悬液及缓释膜剂等。

　　常见的缓释制剂类型：

　　（1）**骨架型缓释、控释制剂**：常用的骨架材料有：①水溶性骨架材料，如羧甲基纤维素（CMC），羟丙甲纤维素（HPMC），聚维酮（PVP）等。②脂溶性骨架材料，如脂肪、蜡类物质等。③不溶性骨架材料，如聚乙烯、乙基纤维素、丙烯酸树脂、聚甲基丙烯酸甲酯和硅橡胶等。

　　**水溶性**骨架材料和脂溶性骨架材料制成的缓释、控释制剂在体内释放药物，兼有**扩散与溶蚀**两种作用。**不溶性**骨架材料制成的缓释、控释制剂释放药物仅有**扩散**作用。

　　（2）**膜控包衣型缓释、控释制剂**：主要有缓释的**微囊、微球、微丸**等。常通过控制包衣膜的厚度、膜孔的孔径及其弯曲度等来达到延缓与控制药物释放速度的目的。

　　（3）**乳剂分散型缓释制剂**：水溶性药物可制成 W/O 型乳剂，借助油相对药物分子的扩散具有一定的屏障作用而达到缓释目的。

　　（4）**注射用缓释制剂**：**油溶液型或混悬液型注射剂**。

　　（5）**缓释膜剂**。

　　（6）**渗透泵式控释制剂**：渗透泵型片剂的释药速度与 pH 无关，在胃与在小肠中的释药速度相等。膜的厚度、孔径、孔率，片芯的处方及释药小孔的直径是控制渗透泵片剂药物释放的主要因素。

　　（7）**胃滞留型缓释、控释制剂**：通过黏附、漂浮或膨胀等作用定位（滞留）于胃中释放药物的口服定位释药系统。

**考点2★★　不宜制成缓释、控释制剂的药物**

1. 生物半衰期（$t_{1/2}$）很短（<1小时）或长（>24小时）的药物。

2. 单服剂量很大（>1g）的药物。

3. 药效剧烈、溶解度小、吸收无规律、吸收差或吸收易受影响的药物。

4. 需在肠道中特定部位主动吸收的药物。

**考点3★　靶向制剂的特点与分类**

**靶向制剂的特点：**可使药物浓集于靶组织、靶器官、靶细胞及其周围，提高疗效并显著降低对其他组织、器官及全身的毒副作用。

**靶向制剂的分类：**

（1）按靶向的部位，靶向制剂可分为

**一级靶向制剂：**系指进入靶部位的**毛细血管床**释药。

**二级靶向制剂：**系指进入靶部位的**特殊细胞（如肿瘤细胞）**释药，而不作用于正常细胞。

**三级靶向制剂：**系指作用于**细胞内的一定部位**。

（2）按靶向作用方式，靶向制剂可分为

**被动靶向制剂：**常见的有微囊、微球和脂质体。

**主动靶向制剂：**包括前体药物和经过修饰的药物载体两大类。

**物理化学靶向制剂：**①磁性制剂。②栓塞靶向制剂。③热敏靶向制剂。④pH敏感靶向制剂等。

**考点 4 ★★　环糊精包合技术及环糊精包合物的作用**

环糊精包合技术指将药物分子包藏于环糊精分子空穴结构内形成环糊精包合物的技术。以 $\beta$– **环糊精**最为常用。

**环糊精包合物的作用：**

（1）提高药物的稳定性。

（2）增加药物的溶解度。

（3）减少药物的刺激性，掩盖不良气味。

（4）调节药物的释放速度。

（5）使液体药物粉末化而便于制剂。

**考点 5 ★　微型包囊技术的特点与应用**

**特点：**药物微囊化后可提高稳定性，掩盖不良气味，降低在胃肠道中的副作用，减少复方配伍禁忌，**延缓或控制药物释放**，改进某些药物的物理特性，如流动性、可压性，以及可将液体药物制成固体制剂。

**应用：**常根据药物剂型设计需要，将药物微囊化后进一步制成散剂、胶囊剂、片剂、软膏剂、注射剂或缓释及控释制剂等。

**考点 6 ★★　固体分散体的特点、类型、常用载体与应用**

**固体分散体的特点：**

（1）达到不同的释药目的。

（2）延缓药物的水解和氧化。

（3）掩盖药物的不良气味和刺激性。

（4）使液体药物固体化。

主要**缺点**是久贮可能出现药物晶型改变、重结晶、结晶粗化和药物溶出度降低等**老化**现象，在一定程度上影响了固体分散体的临床应用。

**固体分散体的类型：**

| 按分散状态 | 1. 低共熔混合物 2. 固态溶液 3. 玻璃溶液或玻璃混悬液 4. 共沉淀物 |
|---|---|
| 按释放特点 | 1. 速释型固体分散体 2. 缓释、控释型固体分散体 3. 肠溶型固体分散体 |

**固体分散体的常用载体与应用：**

| 载体材料 | 载体材料品种 | 应用 |
|---|---|---|
| 水溶性载体材料 | 高分子聚合物（如聚乙二醇类、聚维酮类） | 增加难溶性药物溶出速度，提高其生物利用度 |
| | 表面活性剂（如泊洛沙姆188、磷脂） | |
| | 有机酸（如枸橼酸、酒石酸） | |
| | 糖类（如山梨醇、蔗糖） | |
| | 脲类（如尿素） | |
| 难溶性载体材料 | 纤维素衍生物（如乙基纤维素）聚丙烯酸树脂类脂类（如胆固醇、$\beta$-谷甾醇） | 难溶于水，常被作为缓释、控释型固体分散体的载体 |
| 肠溶性载体材料 | 纤维素衍生物（如醋酸纤维素酞酸酯）聚丙烯树脂类（如聚丙烯酸树脂Ⅱ号、Ⅲ号） | 常用来制备肠溶型固体分散体 |